这是一本瑜伽习练者的参考书　也是一本瑜伽教练的工具书

——用420余幅图分步详解202个体式的完成过程
　及文字讲解每幅图的气息运用方法

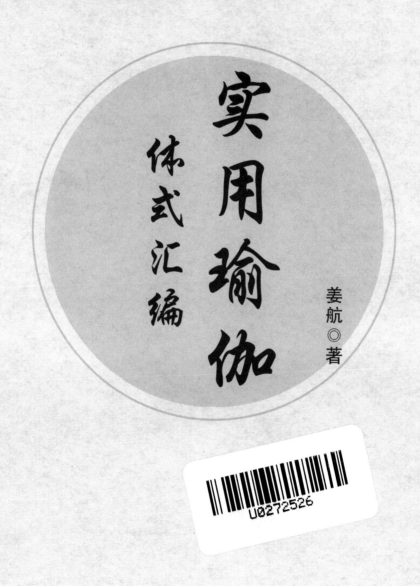

实用瑜伽

体式汇编

姜航◎著

中国国际广播出版社

前 言

瑜伽不神秘，更不诡异。有人赞誉"太极拳是东方文化中密藏最深的宝莲灯，其神奇光芒至今引而未发"（《太极拳经》）。瑜伽又何尝不是一部对人体生命这部天书的恰当的注解呢？你能读懂注解，你就读懂了天书。

怎样才能读懂注解呢？很简单，抓住根本。

瑜伽从本质上讲，是一种气息运动，是通过气息在体内的运动，由内而外地改变自身（当然是变好）。

因此，瑜伽体式的完成也必须通过体内气息的运行来实现。体式不是瑜伽练习的目的，只是用来辅助我们感受气息的工具。因为只有气息才能让人由内而外地改变。

肯定有人会说，气息？这太抽象，如何体会？简单来说，可以把气息想象成一种意识，比如在做支撑体式时，你去体会，外在肌肉放松，此时仍能完成体式，则代表运用了气息力量。在完成体式的过程中有没有运用气息，是瑜伽区别于外在形体训练的根本，也是衡量真瑜伽和假瑜伽的首要标准。

曾有人问我，要熟练掌握气息感受得下大工夫练习才行吧？我以自己习练十多年瑜伽的实际经历和经验来谈，只要方法正确，并不需要花费过多的工夫。我没有武术、舞蹈或柔术的功底，练瑜伽之前的身体状况与普通人无异。但我在瑜伽练习中注重对气息的体会，很轻松的便达到了今天的程度。我没有发达的肌肉，仍能做力量体式，我没有刻意训练柔韧，仍能弯腰、劈叉、把自己打成结。所以，对气息的体会是瑜伽的根本。比如，你今天很累，不想做任何练习，那么就用躺在床上还未入睡之前的时间，体会呼吸，运用气息意识舒展和放松全身，你这也是在练瑜伽，也能从中获益。

本书针对202个体式中的气息感受做了详尽的讲解。

警示：在习练瑜伽之前，务必请专业的瑜伽导师做全面的身体评估，并听取习练建议和禁忌，因为每个人的身体状况不同，习练瑜伽的禁忌也不同，比如：经期不能做倒立和闭合性扭转等，高血压不能做力量过强的体式和倒立……本书在体式的讲解中便不做赘述。

如需了解更多瑜伽理论知识或习练中有任何疑问，请直接扫描下方二维码联系作者本人。

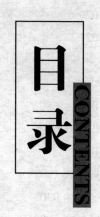

目录 CONTENTS

扭转类

实用瑜伽体式汇编

开髋类

倒立类

气韵动态类

瑜伽概述

要习练瑜伽，必须首先了解何为瑜伽。

瑜伽，是通过自身物质和精神两方面的修行，逐步领悟、进一步认识自然法则的奥秘，使自己的生命顺应自然、融入自然的一种自我升华手段，也就是中国传统文化中所追求和推崇的"天人合一"，这就是瑜伽。

瑜伽源于古印度，是古印度六大哲学派别之一。

大约从公元前5000年到公元前2000年，是瑜伽的原始发展阶段，缺少文字记载，这一时期被称为前古典时期，是瑜伽由一个原始的哲学派系向修行方式转变的过程。

到公元前300年时，印度大圣哲帕坦伽利创作了《瑜伽经》，印度瑜伽在此书的基础上真正成形，被正式定为完整的八支体系。帕坦伽利也被尊为瑜伽之祖。这段时期为瑜伽的古典时期。

至《瑜伽经》以后，瑜伽进入后古典时期，此时的理论认为：人要彻底解脱，就必须通过苦行的修炼所导致的生理转化和精神升华，才能达到"梵人合一"的境界。也就将瑜伽从单纯的、有时甚至是过分的强调唱诵、冥想的纯空灵状态，转变为同时强调精神、肉体、环境等结合起来的修行方式。

瑜伽发展到今天，便是它的现代时期，瑜伽已成为一种内外兼修、综合性强的健身养生体系。

哈他瑜伽简介

哈他瑜伽，是古典瑜伽中最为古老的派系之一。相传哈他瑜伽源自印度大神湿婆的直接传授。湿婆是印度教三大神之一，兼具生殖与毁灭、创造与破坏双重性格，其形象在《梵书》《奥义书》中均有记载。当时的哈他瑜伽究竟为何物、其内涵包括什么，众说纷纭，皆难以考证，故不下结论。

现在哈他瑜伽由印度瑜伽大师 sivanada 创立。

哈他瑜伽中，"哈"意为"太阳"，"他"意为"月亮"，"哈他"意为"矛盾统一"。哈他瑜伽的定义是：运用这一派系的习练方法，使身、心、灵到达和谐统一。

在哈他瑜伽的理论中，人类生命由身、心、灵三部分组成，这三部分组成人的复合体，这是人类生命的自然状态，它们以相对独立甚至分裂的状态存在，彼此之间的完全沟通存在障碍。哈他瑜伽的习练目的就是使这三部分之间实现顺畅、有序的沟通和协作，从而提升人类的生命能量。

其中，"身"指物质，简单来说就是肉体、经络、脉轮、五脏六腑等一切实际存在的物质；"心"指精神体，包括情感、情绪、知识、意志。"灵"则是指宇宙法则，是每一个人体中至高无上的神；简单来说，就是日常概念中的潜能。

在哈他瑜伽的眼中，任何人都是有缺陷的，无论是精神或是肉体，但任何人都有变为完美的可能性和途径。原始生命好比一堆散乱的电脑零件，在生命形成的过程中，零件逐步被拼装，各归其位，最终一台电脑组装完成，而哈他瑜伽的目的就是启动这台电脑，并不断使之完善。

以上所言均为哈他瑜伽的概念，下面介绍哈他瑜伽的习练方法。它通过身体的姿势、呼吸和放松的技巧，增强练习者身体的柔韧度和耐力，刺激内脏和各种腺体，促进习练者身体的健康；而身体上的积极变化又会给习练者带去心灵上的放松与平静，从而走上摒除杂念、纯净生命、探索人体潜能的道路。

这种习练方法最早被张蕙兰引入中国，她也被称为"当代中国瑜伽之母"。

张蕙兰十七岁开始认真学习和习练瑜伽，接受了造诣深厚正统的瑜伽宗师——悉达斯瓦鲁普阿南达的专门训练。1985年起，她的瑜伽节目在电视台播出，瑜伽正式进入中国人的视野。

蕙兰瑜伽着重强调冥想和放松，她最受推崇的一套应该算语音冥想系列。她利用旋律悠扬悦耳的天籁之音和瑜伽语音冥想曲为习练者提供了摆脱日常压力的避风港湾，简易的放松技法使人在短时间内消除疲劳、恢复精力，让人获得自由轻松的生活状态。这是哈他瑜伽的精髓之一，也是哈他瑜伽最粗浅的功效。

正宗哈他瑜伽的习练可粗略分为三个部分：第一是体式，即外在形体的修炼，使身体始终处于健康状态；第二是对呼吸与感官的控制，通过调息和有意识的气息引导，将宇宙能量转变为人体能量，保持身体内力的平衡与饱满；第三是精神控制，杜绝生活中一切不良因素和消极情绪。真正的哈他瑜伽习练必须同时做到这三步，使人从内而外一步步得到升华，最终走到身、心、灵绝对合一的状态，通晓世间万物的一切奥秘，生命状态与宇宙同生同灭，可以说此时的人便是宇宙。

相信看到此，已经有人和普通哈他瑜伽习练者一样开始犯疑，甚至嗤之以鼻：这是玄学吗？还是教人修炼成仙？

其实不然。它所谓的"身、心、灵合一""通晓一切""人即宇宙"，简单来说，就是人智慧与潜能的完全开发和解放。

所以哈他瑜伽所宣扬的不过就是全面开发人类潜能。虽然这终点存在，但路径并不清晰，留存于世的零星的典籍也未能像一块块阶梯，连结成一条通往终极目的之路；真正精心修行有所感悟与突破、并开门传授的导师又寥寥无几。

瑜伽馆里的大部分教练毕业于学期为一至两个月的瑜伽速成班，其中大多数又是听信了培训班宣传"瑜伽教练是高薪时尚行业"，抱着挣大钱心态而来的进城打工者。由于自身文化水平的限制，很难在短时间内理解瑜伽的各种理论知识。加之培训班的所谓导师不过是多上过一段时间课的教练，甚至有些就是前几期的学员，个人缺乏感悟，毫无积累，抱着一本东拼西凑抄来的教材照本宣科的朗读，这样制造出来的教练，何以讲出瑜伽的精髓？加之自身身体条件所限，很难在短时间内突破各种体式，就算是学习舞蹈、杂技、武术等有基础者，能做出高难度体式，也是靠小时候的练功底子，并非瑜伽方法，自然毫无感悟，更提不上传授。

因此，哈他瑜伽的课堂上出现了这几种情况：能做体式的教练像总教头，带着大家掰腿弯腰打倒立；体式差的教练带着大家呼吸、冥想、唱诵，宣扬的是"精神力量高于一切，精神一旦突破，身体能随你所想做出一切动作"，你要问他何为"精神突破"，他要么瞠目结舌，要么答非所问，或干脆胡说一通；还有一些头脑灵活者，只取哈他瑜伽的形体动作，编创出五花八门的瑜伽课程。但这些瑜伽已没有灵魂，甚至称不上瑜伽，只应叫做操。这类瑜伽花样繁多，其风头几乎要盖过真正的瑜伽。

正因为这诸多不良因素的存在，搅得习练者难辨真假、不分东西，只得悻悻然放弃，正宗的哈他瑜伽自然备受冷落。但它提出的习练高度以及倡导人类不断完善自我、突破自我的进取精神，才是真正有价值、值得人思考的。

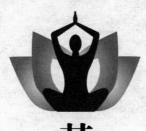

基本立姿

一、山式

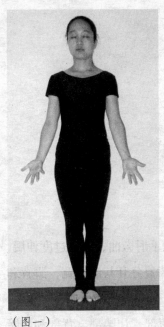

（图一）

步骤一：双脚可以并拢也可以分开与肩同宽。十根脚趾贴实垫面。呼气时，双脚用力向下踩地，感觉地面给予身体一个上托的力量，这股力量向上推送，顺着小腿向上，使膝盖骨向上提，大腿肌肉收紧，让左髋和右髋高低一致，使骨盆摆正（如图一所示）。

步骤二：吸气，地面给予的上托力量，继续向上顺着脊柱到达脖颈，此处气息分两股路线：一股继续向上，送到头顶，使身体挺拔；另一股送到双肩，在下一次呼气时，这股力量顺着双肩下沉至手臂、手掌，最后达到手指尖，让五指大张开，掌心朝前。

由此可见，"山式"不是一个呆板控制的体式，它是一个气息的内循环，这是所有体式的基础。

二、四角板凳式

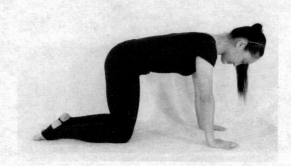

（图一）

步骤一：双手落地，双臂和地面垂直，注意手肘微曲，不要过度伸展，弯曲手肘是为了把关节受力转变为肌肉受力。膝盖分开与髋同宽，脚背和小腿落地，此时，两大腿和两小腿成九十度。

步骤二：调整腰背状态，尾骨内卷，略收腹部，让腰部、背部和肩膀在同一个平面上。

步骤三：肩胛骨后旋下沉，力量通过双臂达到手掌，同时小腿和脚背下沉，使身体产生一股上托的气息（如图一所示）。

三、蹲式

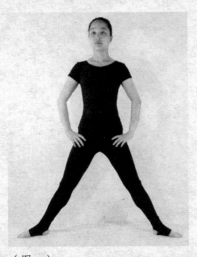

步骤一：双脚分开两至三倍肩宽，脚尖外旋，尽量让两脚在一条直线上，双手放在大腿根部，感觉左髋和右髋高低一致（如图一所示）。

（图一）

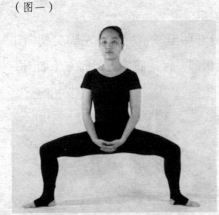

（图二）

步骤二：吸气，延伸整条脊柱，让膝盖骨向上提，大腿肌肉收紧，骨盆保持中立，脊柱向上伸展。在保持上半身不要向前倾斜的基础上，慢慢呼气，弯曲双膝向下蹲，膝盖向外摆开，在下蹲的过程中，始终保持上半身与地面垂直，不要塌腰翘臀，尽量使身体在同一平面（如图二所示）。

步骤三：吸气，慢慢蹬直膝盖。双手可在丹田处十指交握，也可做其他变化。最重要的是保持骨盆的中立，左右髋高低的一致，可根据自己的身体情况选择重复的次数。

四、勇士一式

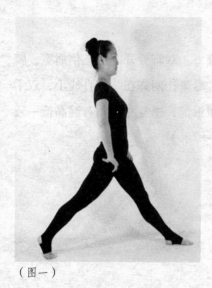

（图一）

步骤一：以左腿在前为例，双脚分开两至三倍肩宽，左脚尖朝向正前方，右脚后跟竖起来，双手扶在大腿根部，保持髋部正朝前方（如图一所示）。

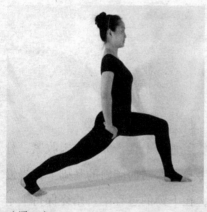

（图二）

步骤二：呼气，曲左膝，使左大腿和地面平行，左小腿和地面垂直。保持脊柱向上伸展，上半身与地面垂直，后方右腿用力蹬地，使右膝有力量向上提，收紧右大腿肌肉（如图二所示）。

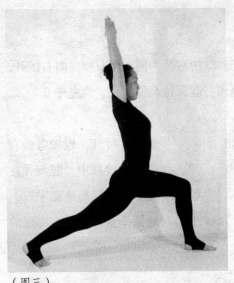

（图三）

步骤三：保持髋部正朝前方，骨盆中立，慢慢松开双手，吸气，双臂自体侧抬起，在头顶合。肩胛骨后旋下沉，不可耸肩（如图三所示）。

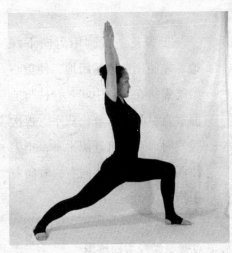

（图四）

步骤四：如果能始终控制髋部朝前、骨盆中立，则可以增加一步难度，将后方右脚后跟内旋落地（如图四所示）。

步骤五：吸气，蹬直左膝，呼气，双手回落体侧，换反方向练习。

五、勇士二式

步骤一：双脚分开两到三倍肩宽。以曲右膝为例，将右脚尖向右摆开，左脚尖内收。双手扶在大腿根，左髋和右髋保持高低一致，骨盆中立。

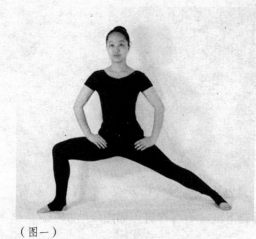

（图一）

步骤二：呼气，慢慢弯曲右膝，在弯曲的过程中，髋与骨盆始终平正。右大腿与地面平行，小腿与地面垂直，膝盖在脚踝的正上方（如图一所示）。

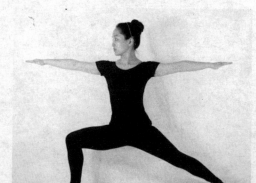

（图二）

步骤三：右脚用力向下踩地，左腿用力向后蹬地，使重心始终保持在双腿中间，脊柱与地面垂直。呼气，放松双手。再次吸气时，双手打开侧平举，指尖往两端延伸。转头向右，看向右手指尖（如图二所示）。

步骤四：吸气，蹬直右腿，呼气放下双臂，做反方向练习。

六、反向勇士二式

步骤一：此动作从"下犬式"开始，以右腿在前为例。

步骤二：吸气，向前收右脚，让右脚踩到双手中间，右小腿与地面垂直，右膝在右脚踝正上方，右大腿和地面平行，左脚后跟朝向天花板。

步骤三：吸气，双脚用力向下踩地，蹬直右腿，身体直立，双手叉腰，保持下腹部朝向前方，左右髋高低一致。

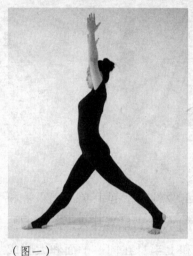

步骤四：保持身体的平衡点，松开双手，吸气，双手从前向上举过头顶。呼气，双肩下沉，再次吸气时向上伸展（如图一所示）。

（图一）

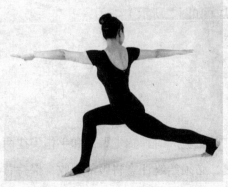

步骤五：呼气，弯曲右膝，身体右转，双手侧平举，转头看右手指尖。在扭转的过程中注意将右髋下沉，保持右大腿和地面平行，左右髋高低一致（如图二所示）。

（图二）

步骤六：吸气，蹬直右腿，身体回正，双臂举过头顶，掌心相对。呼气，双手落地，退右腿向后回到"下犬式"，做反方向练习。

七、幻椅式

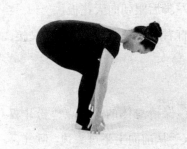

步骤一：从"山式"站立开始。吸气，弯曲双膝，俯身向前，让手指尖点地。大小腿成九十度。膝盖不能超过脚尖（如图一所示）。

（图一）

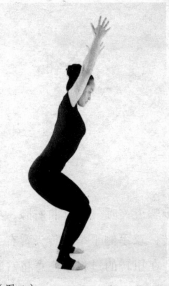

步骤二：吸气，抬起上半身，双手和身体在同一平面，大臂贴近耳朵，掌心相对。此时，手臂和上半身在同一平面和大腿成九十度，大腿和小腿成九十度，膝盖不要超过脚尖（如图二所示）。

（图二）

步骤三：呼气，双脚脚用力向下踩，吸气时，感觉臀部和手指尖往两端延长，伸展脊柱。此体式不可塌腰，必须始终注意将腹部回收，保持背部的平正和挺拔。

步骤四：吸气，蹬直膝盖，呼气，打开双手还原体侧。

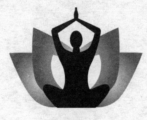

基本坐姿

八、简易坐

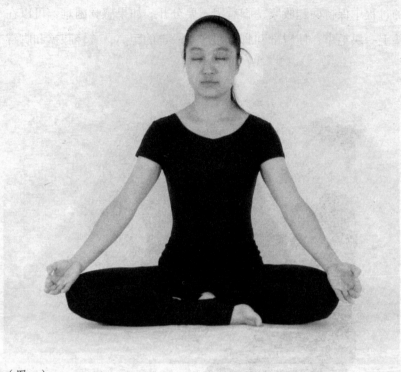

（图一）

　　步骤一：弯曲左膝，手帮忙将左小腿肌肉向外拨开，让左脚后跟抵住会阴。再弯曲右膝，同样将右小腿肌肉向外拨开，让右脚后跟抵住左脚踝前侧。

　　步骤二：先绷直双脚，让脚背和小腿在同一平面。再回勾脚趾，让双脚力度向下沉。吸气延伸脊柱，呼气时双腿和双脚力量向下沉，让身体得到一个地面给予的反作用力，力量顺着脊柱送到头顶，让上半身保持在同一平面上，坐骨坐实垫面（如图一所示）。

　　步骤三：呼气，松开双腿，换反方向练习。

九、金刚坐姿

步骤一：双腿并拢跪立在垫子上，脚后跟靠紧，脚背和小腿用力下沉。

步骤二：吸气时，延伸脊柱，呼气，身体慢慢向后坐在脚后跟上，在向后退的过程中保持两腿收紧，脚后跟不要分开。如果感觉困难，可以在膝盖窝垫上一块毛巾，使臀部和脚后跟产生一定的距离，减轻膝盖和脚踝的压力。

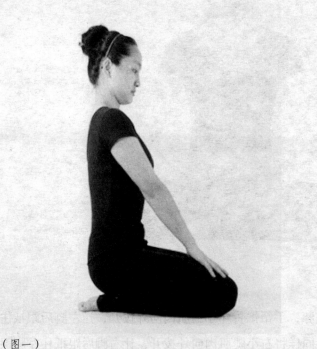

（图一）

步骤三：坐定以后，双手掌心向上，指尖相对放于腿根，闭上眼睛，调节气息（如图一所示）。在保持"金刚坐姿"的过程中，注意坐骨向下沉，感觉腰骶、后腰、背部、肩膀在同一平面，不能塌腰、翘臀，始终保持肋骨下缘回收，让身体在同一平面舒适地向上伸展。

十、直角坐姿

步骤一：坐立在垫子上，双腿并拢向前伸展。用手帮忙将臀大肌向外拨开，感觉坐骨坐实垫面。绷直脚尖，膝盖骨向上提，大腿肌肉收紧，双手指尖点地放在臀部两旁。

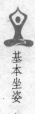

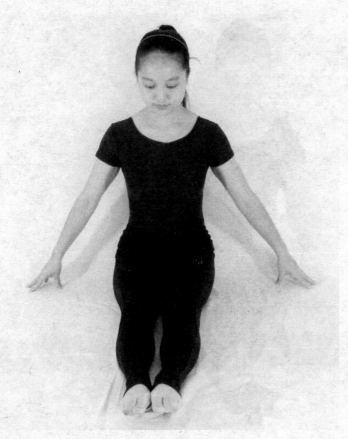

（图一）

步骤二：呼气时，肩胛骨后旋下压，双臂延长，同时双腿和臀部力度下压，此时能感觉到地面给予身体一股上托的气息，吸气，引领这股气息顺着脊柱送至头顶，让后脑勺、背部和腰部保持在同一平面（如图一所示）。

十一、手杖式坐姿

步骤一：坐立在垫子上，手帮忙将臀大肌向外拨开，感觉坐骨坐实垫面。双腿并拢向前伸展，回勾两脚脚尖，膝盖骨向上提，大腿肌肉收紧，髋部下沉。

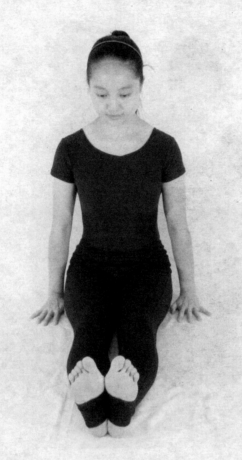

（图一）

步骤二：吸气，延伸腰部和背部，呼气，肩胛骨后旋下沉，气息通过双臂达到手掌，双手指尖朝前，重心贴地。在保持手杖式坐姿的过程中，可以不断地通过吸气使脊柱伸展，通过呼气让双臂下沉，使手掌能够更充分地贴在垫子上（如图一所示）。

十二、半莲花坐式

步骤一：以先弯曲右腿为例。首先成"直角坐姿"，吸气，弯曲右膝，手帮忙将右小腿肌肉向外拨开，让右大腿和右小腿落地，回勾右脚脚尖，让右腿自主用力向下压。呼气放松。

步骤二：再次吸气时，弯曲左膝，手帮忙将左小腿肌肉向上拨开，把左脚踝放在右大腿根部，左脚尖回勾，让左脚的力度压在右大腿上。此时左脚踝应该能够自由转动，不要将脚背压在大腿上，这样会造成左脚踝的负担。

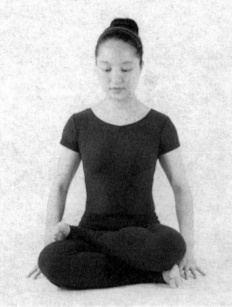

（图一）

步骤三：回勾两脚脚尖，双腿力度下沉，使身体得到一个向上伸展的力度，在下次吸气时，这个力度顺着脊柱向上送到头顶（如图一所示）。

步骤四：呼气时肩胛骨后旋下沉，双手可放在臀部两旁，也可以结智慧手印放在膝盖上，保持几个呼吸之后换反方向练习。

十三、英雄坐姿

步骤一：跪立在垫子上，大腿并拢，小腿分开，分开的距离使臀部刚好可以坐下去，脚背放松平正地落在垫子上，脚趾尖朝后。

步骤二：用手将两小腿肌肉向外拨开，这样做的目的是臀部能够更好地向下坐。呼气，慢慢地将臀部往后，坐到垫子上，如果臀部不能完全落地，可以在臀部下面垫瑜伽砖，也可以让双手始终撑在脚的两旁，配合呼吸：吸气时手用力下压，臀部略微抬起，减轻腿的疼痛和紧张感，呼气时手放松让臀部慢慢下坐，增强腿部的练习力度。

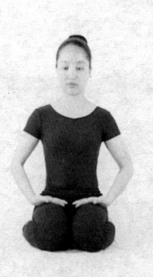

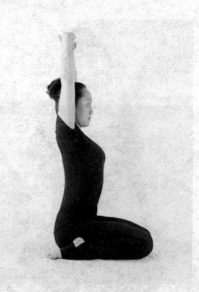

（图一）   （图二）

步骤三：如果臀部可以完全落在垫子上，则松开双手，指尖相对放在大腿根部，呼气，力度下沉，坐骨压实垫面（如图一所示）。也可以让双手在头顶十指交握，翻转掌心朝向天花板，拉伸侧腰。保持几次深长的呼吸（如图二所示）。

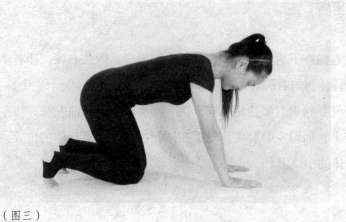

（图三）

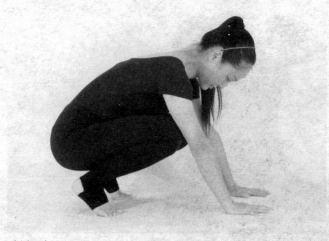

（图四）

　　步骤四：呼气，双手放在体前，慢慢抬高臀部。此时通常会有一股热流涌向双脚。然后将双手挪到膝盖前方，勾起双脚，脚尖落地，手推地，膝盖离地，臀部向后坐但不落地，借用手推地的力量，让膝盖前后摇摆，放松脚踝。最后，臀部落于垫面，腿向前伸直放松（如图三、图四所示）。

十四、方块式坐姿

步骤一：以右腿在下为例。坐立在垫子上，吸气，弯曲右膝，让右小腿和髋部保持平行，回勾右脚背，让右脚背和右小腿垂直。

步骤二：呼气，感觉右膝盖用力向下沉。再次吸气，弯曲左膝，将左脚踝放在右膝盖上，回勾左脚脚尖。双手在体侧撑地，调整身体的位置，让臀部保持在身体的中线上。

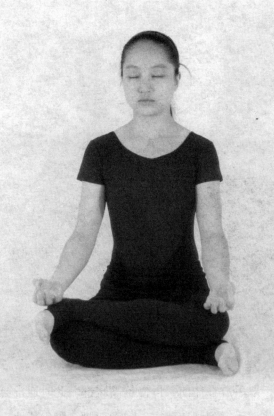

（图一）

步骤三：吸气，延伸脊柱，呼气，双脚回勾，使两个膝盖有力量自主下沉，直到两小腿重叠。可以持续运用步骤三的方法练习。如果膝盖、小腿已经重叠，则可以将双手结智慧手印，放在膝盖上（如图一所示）。

步骤四：呼气，放开双腿，换左腿在下练习。

十五、全莲花坐姿

步骤一：首先完成"直角坐姿"。

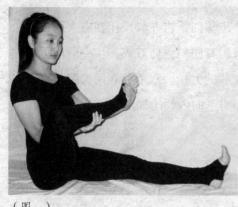

步骤二：以先弯曲右膝为例。吸气，弯曲右膝，左手握住右脚踝，右手将右小腿肌肉向上拨开，将右脚踝放在左大腿根部（如图一所示）。

（图一）

步骤三：保持右脚回勾，使右脚背更稳定的压在左大腿根部。再弯曲左膝，右手抬高左脚踝，左手将左小腿肌肉向上拨开（如图二所示）。

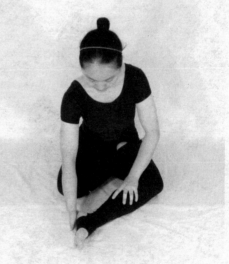

（图二）

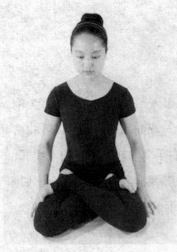

步骤四：将左脚踝压在右大腿根部，双脚脚背回勾，使双脚产生一股向下压住两大腿的力量。双手放在两大腿外侧，将大腿力量向内收（如图三所示）。

（图四）

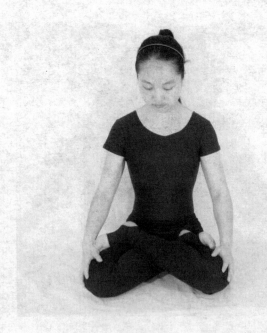

步骤五：双手松开结智慧手印或掌心向下放在膝盖上（如图四所示）。

步骤六：呼气，手帮忙，依次放开左腿和右腿，换反方向练习。

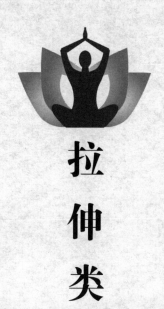

拉伸类

十六、简易侧伸展

步骤一：以右腿在前为例。双脚分开三个脚长的距离，两脚尖都朝正前方，下腹部朝前，髋部摆正。如果两脚尖同时朝前无法站稳，可将两脚尖略微向外摆开。感觉双脚内侧向下踩实垫面。

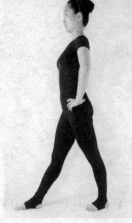

步骤二：双手放在大腿根，感觉左髋和右髋高低一致，骨盆保持中立。吸气，延伸整条脊柱，呼气时双腿用力向下踩地，膝盖骨上提，大腿肌肉收紧（如图一所示）。此时，右脚用力向前蹬，左腿用力后蹬，使双腿得到地面给予的上托的气息，气息集中在腰部，让整条脊柱能更加舒展地向上挺拔。

（图一）

步骤三：吸气，伸展腰背气息。呼气，以髋部为折点，保持后脑勺、肩膀和后腰在同一平面慢慢向前、向下做折叠。刚开始练习时，可微屈右膝，让腹部和胸部、面部依次贴靠右腿（如图二所示）。

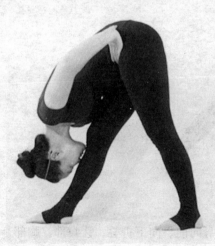

步骤四：吸气，双脚用力向下踩地，气息透过整条脊柱，送到头顶，头顶带动身体直立回正，呼气，松开双手，换左腿练习。

（图二）

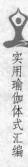

十七、单腿前屈伸展式

步骤一：以右腿在前为例。双脚分开两到三倍肩宽，右脚尖正朝前方，左脚后跟内旋落地。保持左髋和右髋高低一致，骨盆中立。

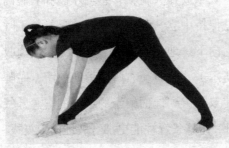

（图一）

步骤二：微曲右膝，双手放在右脚两旁。吸气，延伸脊柱，感觉头顶带动整个上半身向前舒展，使后脑勺、颈部、背部和后腰在同一个平面上（如图一所示）。

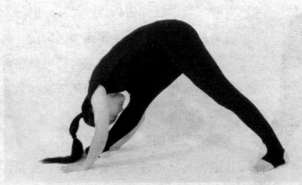

（图二）

步骤三：呼气，以髋部为折点，俯身向前、向下折叠，让腹部、胸部、面部依次贴靠右腿（如图二所示）。双腿适中用力蹬地，让脊柱有更充分的力量延伸。

步骤四：吸气，含胸弓背慢慢起身，换左腿练习。

十八、加强侧伸展

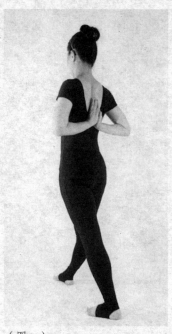

（图一）

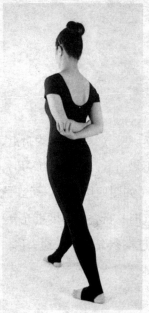

（图二）

步骤一：此体式可在"简易侧伸展"的基础上练习。当完成"简易侧伸展"的第二个步骤时，呼气，肩胛骨后旋下沉，双手在背后合掌，翻转手指尖朝上，双手放在肩胛骨中间（如图一所示）。如果觉得困难，可以抱异侧手肘（如图二所示）。

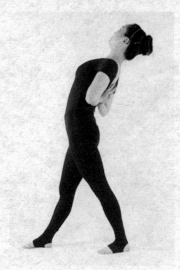

（图三）

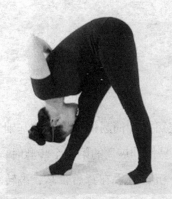

（图四）

　　步骤二：吸气，伸展腰背气息（如图三所示）。呼气，以髋部为折点，保持后脑勺、肩膀和后腰在同一平面慢慢向前向下做折叠。刚开始练习时，可微屈右膝，让腹部和胸部、面部依次贴靠右腿（如图四所示）。可在此处多做几次呼吸调整，吸气时让脊更加伸展，呼气时，折叠的力度更充分。

　　步骤三：吸气，双脚用力向下踩地，气息透过整条脊柱，送到头顶，头顶带动身体直立回正，呼气，松开双手，换左腿练习。

十九、握手肘加强侧身展式

步骤一：双脚分开两倍肩宽，以右脚在前为例，右脚脚尖朝前，左脚后跟内旋落地，左髋和右髋高低一致，小腹部朝向正前方，骨盆保持中立。

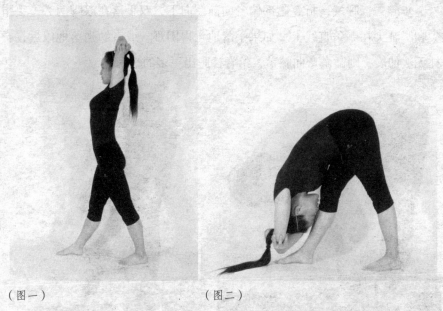

（图一）　　　　　　　　　　　（图二）

步骤二：吸气，双手抱异侧手肘，感觉手拉动大臂向上延伸，双臂举过头顶（如图一所示）。呼气，以髋部为折点，保持后脑勺、肩膀和后腰在同一平面慢慢向前、向下做折叠。刚开始练习时，可微屈右膝，让腹部和胸部、面部依次贴靠右腿（如图二所示）。可在此处多做几次呼吸调整，吸气时让脊柱更加伸展，呼气时，折叠的力度更充分。

步骤三：吸气，双脚用力向下踩地，感觉双手拉动手肘向前、向上延伸，气息透过整条脊柱，送到头顶，身体直立回正，呼气，松开双手，换左腿练习。

二十、双腿前屈伸展一式

步骤一：首先成"山式"站立。吸气，双手从身体前方举过头顶，感觉手指尖带动整个上半身气息往上舒展。骨盆摆正，不要塌腰。

步骤二：呼气，折叠髋部俯身向前、向下，双手落在双脚两旁，手指尖和脚趾尖在一条直线上。如果手落地觉得困难，或者勉强落地以后，脊柱无法伸展，则微微弯曲膝盖，给脊柱腾出更多的空间。

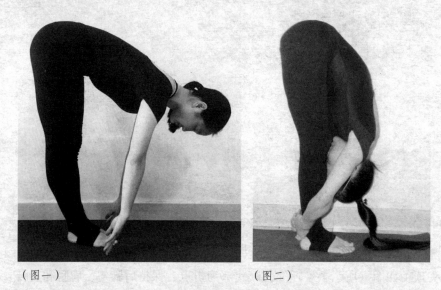

（图一）　　　　　　　　　　（图二）

步骤三：吸气，舒展脊柱，让后脑勺、肩膀、背部和腰部保持在同一平面上，臀部向上伸展，感觉到腿部后侧的延伸。

步骤四：呼气，双手用力推地，手肘内夹，使上半身得到一个向下折叠的力量（此处还可以让双手抱住两脚后跟）。让腹部、胸部、面部依次贴靠双腿。

步骤五：吸气，双手向前伸展，手指尖带动身体向前向上延伸，直立起上半身，呼气，落下双手。

二十一、双腿前屈伸展二式

步骤一：首先成"山式"站立。吸气，双手从身体前方举过头顶，感觉手指尖带动整个上半身气息往上舒展。骨盆摆正，不要塌腰。

步骤二：呼气，折叠髋部俯身向前、向下，双手三个手指握住双脚大脚趾，如果手抓脚以后觉得困难，或者勉强落地以后，脊柱无法伸展，则微微弯曲膝盖，给脊柱腾出更多的空间。

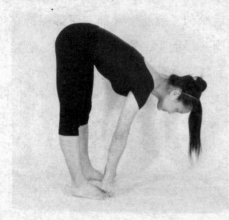

步骤三：吸气，舒展脊柱，让后脑勺、肩膀、背部和腰部保持在同一平面上，臀部向上伸展，感觉到腿部后侧的延伸（如图一所示）。

（图一）

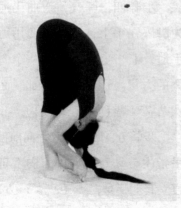

步骤四：呼气，双手抓紧大脚趾，弯曲手肘，手肘内夹，使上半身得到一个向下折叠的力量。让腹部、胸部、面部依次贴靠双腿（如图二所示）。

步骤五：吸气，松开双手，向前伸展，手指尖带动身体向前向上延伸，直立起上半身，呼气，落下双手。

（图二）

二十二、双腿前屈伸展三式

步骤一：首先成"山式"站立。吸气，双手从身体前方举过头顶，感觉手指尖带动整个上半身气息往上舒展。骨盆摆正，不要塌腰。

步骤二：呼气，折叠髋部俯身向前、向下，翻转掌心向上，将双手放在双脚下方，双脚踩在双手上。此处可微微弯曲膝盖，给脊柱腾出更多的空间。

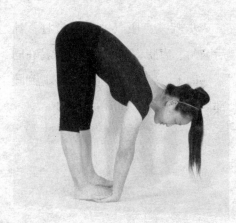

步骤三：吸气，舒展脊柱，让后脑勺、肩膀、背部和腰部保持在同一平面上，臀部向上伸展，感觉到腿部后侧的延伸（如图一所示）。

（图一）

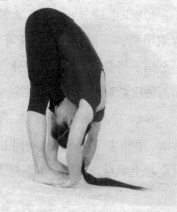

步骤四：呼气，弯曲手肘，因为脚踩在手上，所以只要用力弯曲手肘，上半身便能得到一个向下折叠的力量。让腹部、胸部、面部依次贴靠双腿（如图二所示）。

步骤五：吸气，双手向前伸展，手指尖带动身体向前、向上延伸，直立起上半身，呼气，落下双手。

（图二）

二十三、风吹树式

步骤一：首先成"山式"站立。吸气，双手自身体两侧抬起到头顶合掌，或十指交握，翻转掌心朝上。

步骤二：呼气，双肩下沉。

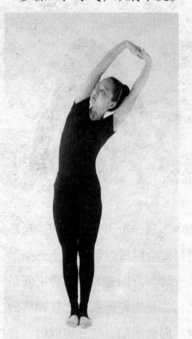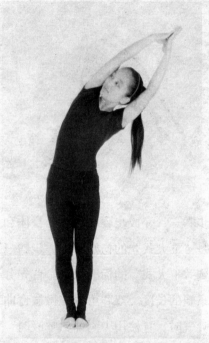

步骤三：吸气，延伸脊柱，呼气，身体向左侧弯腰。注意，双腿始终和地面垂直，右髋不可向右推，下腹部朝向正前方，左右侧腰等同延长，力量通过两侧腰到达手臂向上延长（如图所示）。

步骤四：在保持此动作时，注意双脚下压地面的力度要一致，双腿始终和地面垂直。吸气身体回正，换反方向练习。

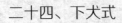
二十四、下犬式

步骤一：此体式在完成"四角板凳式"的基础上练习。

步骤二：回勾两脚脚尖，吸气，双脚用力蹬地，抬高臀部，呼气，双手用力推地，压低背部。

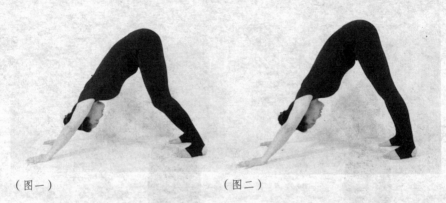

（图一）　　　　　　　　（图二）

步骤三：完成步骤二以后，身体和地面形成一个不太标准的三角形，此时是"下犬式"的初始阶段，步骤三则是配合呼吸，调整这个三角形，以达到"下犬式"的标准状态。首先分开双脚与肩同宽，手和脚之间是自己一条腿的长度。双膝可以先微微弯曲，目的是更好地找到脊柱伸展的感觉。吸气时，脊柱用力延伸，呼吸时，双手向前推地，气息随双臂、脊柱到达臀部，同时双腿向后蹬地，气息随双腿也达到腿部，因此，臀部力度向上伸展，使上半身和双腿有更多的伸展空间（如图一所示）。如果因为腿后侧柔韧性较弱造成膝盖和腿的疼痛，可以先弯曲膝盖，脚后跟微微离地，随着练习的深入，慢慢配合呼气，使脚后跟逐渐落地，膝盖打直（如图二所示）。

二十五、单腿下犬式

步骤一：此体式在"下犬式"的基础上习练。具体方法可参见站立体式中"下犬式"的讲解。

步骤二：保持"下犬式"的用力状态。将右脚移动到身体的中线位置，慢慢地吸气，勾起左脚尖，感觉气息送至左脚跟后，带动整个左腿向上伸展。

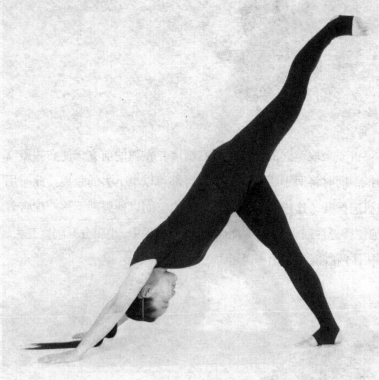

（图一）

步骤三：呼气时，双手继续向下用力压地，双手得到的地面反作用力，顺着手臂到达脊柱，最终送至整个左腿，使左腿、臀、腰、肩和双臂到达同一平面（如图一所示）。在保持体式的过程中，不断吸气延伸、呼气用力，能使手和腿达到更大的伸展程度。

二十六、交错膝坐姿肩部拉伸式

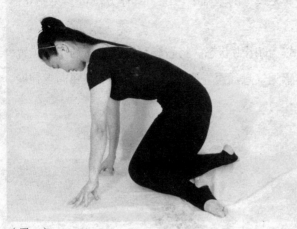

（图一）

步骤一：首先采取跪立的姿势，将右腿放在左腿的前方，使右膝盖窝与左膝盖相抵，同时将两小腿分开至刚好臀部可以坐下去的距离。此时用手把两小腿肌肉拨开，这样是为了更好的腾出空间以便臀部下落。配合着呼气，慢慢地使臀部往回坐，为了防止在回坐的过程中，小腿分开幅度变大，可以让双手扶住两脚踝（如图一所示）。

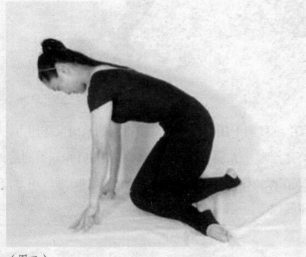

（图二）

步骤二：随着不断的呼气，臀部回落到垫子上坐定。也有可能此时因为腿部各关节柔韧性的制约，导致臀部不能完全坐实，可以在臀部下方垫瑜伽砖，也可以运用呼吸来调节，具体的方法是：吸气时脊柱向上延伸，感觉膝盖和脚踝慢慢松弛，呼气时缓缓地向下坐。当完全坐实以后，再次吸气，感觉整条脊柱都向上伸展，同时保持背部的平正，坐骨贴实垫子。

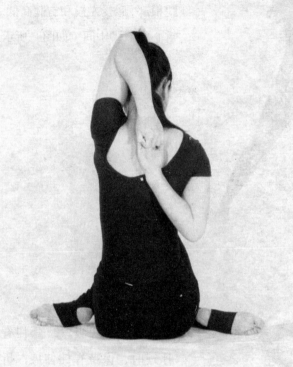

（图三）

步骤三：以右手在上为例。在双手在背后互抓之前还有一个步骤没有在图中展现。那就是，吸气时，右手向上伸展，感觉气息向上，使右手和右肩更加伸展，呼气弯曲右手，让右手去贴靠肩胛骨，此时左手帮忙，握住右手肘，配合呼气将右手向下按压。当右手下沉至最大能力范围时，松开左手，向后去寻找右手，双手握紧。形成了图三的最终状态。最后，配合吸气，尽量挺拔脊柱，抬头看前方，使全身伸展挺拔。

二十七、双角一式

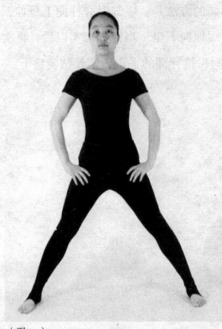

（图一）

步骤一：双脚分开两至三倍肩宽，脚尖朝向正前方。双手扶在大腿根部，感受左髋和右髋高低一致，重心在双脚中间（如图一所示）。

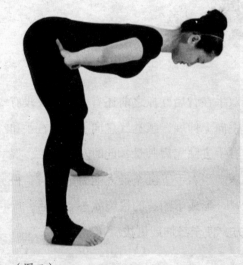

（图二）

步骤二：吸气，延伸脊柱，呼气时，保持脊柱伸展，折叠髋关节慢慢俯身向下，如果觉得腿后侧拉伸疼痛感较强，可略曲膝盖（如图二所示）。

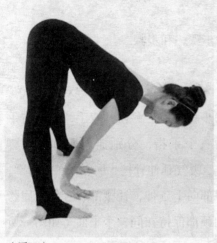

步骤三：折叠到最大限度以后，松开双手，双手分开与肩同宽，放在双脚中间，让手指尖和脚趾尖在同一条直线上。吸气，延伸脊柱，让臀部向上伸展，重心放在前脚掌，保持背部、肩膀和颈部在同一平面（如图三所示）。

（图三）

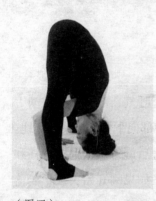

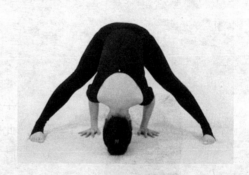

（图四）

步骤四：呼气，双手用力推动垫面，折叠髋关节，俯身向下，可随着折叠程度的加深让双手向后移动，使小臂和地面垂直，头顶落地（如图四所示）。如果刚开始练习时无法让头顶落地，可以继续保持呼吸，在吸气时延伸脊柱，呼气时双手推地折叠髋部下沉，慢慢加强练习的程度即可。

步骤五：吸气抬头，松开双手放回大腿根部，呼气略微放松，再次吸气时，感觉头顶带动身体慢慢起身。

二十八、双角二式

步骤一：此处参照"双角一式"的步骤一和步骤二。

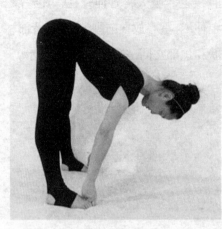

（图一）

步骤二：当完成到"双角一式"的步骤二以后，松开双手，让左右手的三个手指，分别抓住两脚的大脚趾，吸气延伸脊柱，重心踩在前脚掌，臀部向上延伸，让腰部、背部、肩膀和颈部保持在同一个平面（如图一所示）。

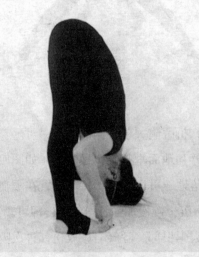

（图二）

步骤三：呼气，双手用力拉动上半身，折叠髋部向下沉，让头顶落地。此时，肩胛骨后旋下沉，保持脊柱和脖颈的伸展。如果刚开始头顶不能落地，则在自己的最大能力范围内，运用呼吸不断增强下沉的力度，具体的做法是：吸气脊柱延伸，呼气双手用力拉动身体下沉，以此重复（如图二所示）。

步骤四：吸气，松开双手，让双手回到大腿根部，呼气略为放松，再次吸气时，感觉头顶带动身体，慢慢直立。

二十九、单腿独立伸展式

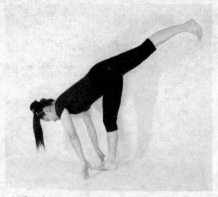

（图一）

步骤一：此体式在"双腿前屈伸展式"的基础上练习。以伸展左腿为例，在完成"双腿前屈伸展式"以后，将重心下沉在右脚上，再次吸气，伸展脊柱，抬头，同时将左腿向上抬高，左脚尖回勾，左脚后跟用力延伸，带动左腿向后拉长。此时，左边臀部不能向上翻转，应保持肩膀、背部、腰部、臀部和左腿在同一个平面（如图一所示）。

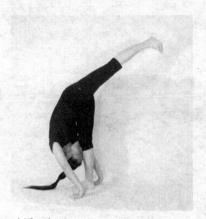

（图二）

步骤二：呼气，双手用力推地，手肘内夹，俯身向前向下，让腹部、胸部和面部依次贴靠右腿。如果还有能力做提升练习，可以松开右手，让右手握住右脚踝。

步骤三：呼气，落下左腿，做右腿练习。

三十、单腿前屈伸展坐式

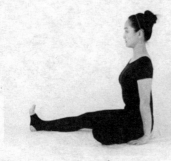

步骤一：以伸展右腿为例。首先成"手杖式"坐姿。吸气，弯曲左膝，用手将左小腿肌肉向上拨开，左脚掌踩在右大腿根部。

（图一）

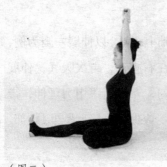

步骤二：吸气，双手自身体两侧向上伸展，可在头顶合掌，也可以让右手抓住左手腕，让整个左侧身更充分地向上延长。呼气，从髋部开始折叠，让双手握住右脚脚尖。

（图二）

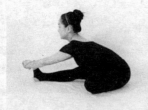

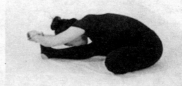

（图三）   （图四）

步骤三：吸气，让腰部、背部和脖颈向上延伸（如图三所示）。呼气，弯曲手肘，让腹部、胸部、面部依次贴靠右腿（如图四所示）。刚开始练习时如果觉得困难，可以弯曲右膝。在拉伸的过程中可不断地通过吸气伸展脊柱，通过呼气增强下压的力度。

步骤四：吸气，双手带动身体向前向上直立回正，打开双手，换反方向练习。

三十一、半莲花前屈伸展坐一式

步骤一：首先成"直角坐姿"，以弯曲左膝为例。吸气，弯曲左膝，手帮忙将左小腿肌肉向外拨开，把左脚踝放在右大腿根部，回勾左脚使左脚产生一股下压的力量。伸展右腿，回勾右脚脚尖，右膝盖骨向上提，大腿肌肉收紧。

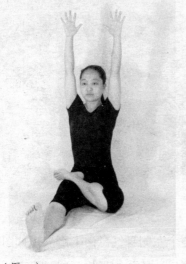
（图一）

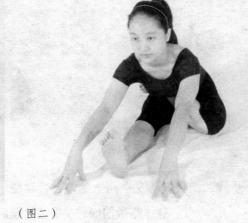
（图二）

步骤二：吸气，双手从前向上举过头顶，手臂带动身体向上延伸（如图一所示）。呼气，折叠髋部向前、向下俯身，双手握住右脚尖，握不住可选择握脚踝或者套瑜伽带拉伸，或让双手放在右脚两旁（如图二所示）。

步骤三：吸气，双手握住脚尖不动，脊柱用力向上挺拔，使后脑勺、背部、腰部保持在同一个平面上。呼气，弯曲手肘，折叠向下，让腹部、胸部和面部依次贴靠右腿。

步骤四：在拉伸的位置上控制几次呼吸，以增强折叠的幅度。在起身之前，先做呼气，让根基力度下沉，再吸气，双手带动身体从前向上直立回正。呼气解开体式，换反方向练习。

三十二、半莲花前屈伸展折叠二式

步骤一：以伸展右腿为例，首先成"手杖式"坐姿。吸气，弯曲左膝，手帮忙将左小腿肌肉向外拨开，将左脚踝放在右大腿根部，回勾左脚脚尖。左大腿内侧与小腿内侧用力夹紧，使左膝盖产生一个下沉的力度。右手扶住左脚背。

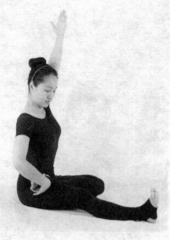

（图一）

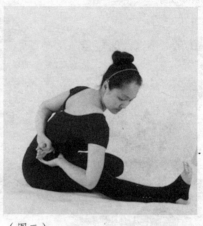

（图二）

步骤二：吸气，左手向上延伸，带动整个左侧身气息向上舒展（如图一所示）。呼气，身体略微前倾，左手绕过腰后，握住左脚尖。如果握不住，可多重复几次吸气时的延伸和呼气时的向后绕臂（如图二所示）。也可以在手和脚中间系上瑜伽带。

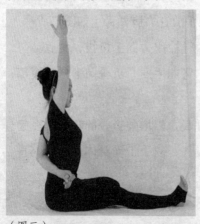

（图三）

步骤三：当左手握住左脚以后，保持下腹部朝向正前方。回勾右脚脚尖，脚尖朝上。吸气，向上舒展右臂，呼气，折叠髋部，俯身向前、向下。右手三个手指，握住右脚大脚趾（如图三所示）。或者让右手抱住右脚掌。

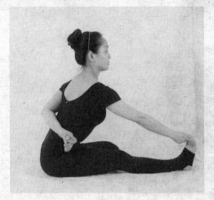

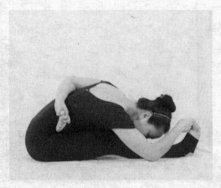

（图四）　　　　　　　　　　　　　（图五）

步骤四：吸气，延伸整条脊柱，感觉左膝下沉、头顶上送（如图四所示）。呼气，弯曲右臂，让腹部、胸部、面部依次贴靠右腿（如图五所示）。可在这里控制几次呼吸，吸气时力度舒展，呼气时折叠下沉。

步骤五：当准备起身时，首先呼气，让根基力度下沉，身体得到一个上托的力度，再次吸气时，身体借由这股上托的力度，带动身体回正。呼气落下右手，松开左手。换反方向练习。

三十三、脚趾踩地单腿伸展坐式

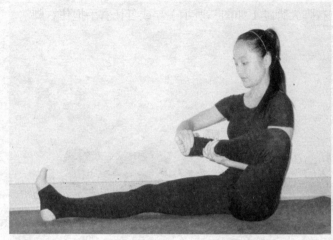

（图一）

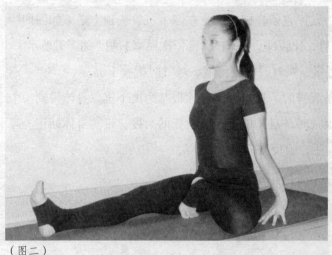

（图二）

步骤一：以弯曲左膝为例。首先成"直角坐姿"，吸气，弯曲左膝，手帮忙将小腿肌肉向外拨开，然后让左手从内侧托住左脚踝，右手按住左脚足弓的位置，将左脚趾翻转向下（如图一所示）。使左脚踩地，左脚掌心贴实右大腿根部。呼气，臀部坐实垫面，尽量让左膝落地（如图二所示）。

步骤二：吸气，双手自两侧起头顶合掌，感觉双臂带动两侧腰气息向上舒展。

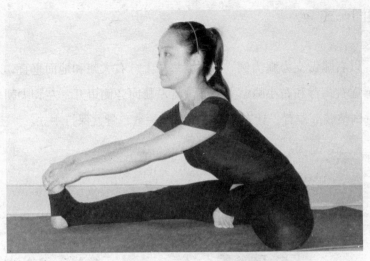

（图三）

步骤三：呼气，折叠髋部俯身向前、向下，双手抱住右脚尖。吸气，手臂伸直，脊柱挺拔（如图三所示）。感觉左膝有一个力量向下压，重心始终在双腿中间。

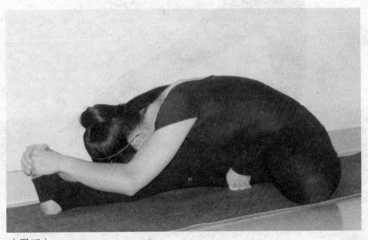

（图四）

步骤四：呼气，弯曲手肘拉动身体向下折叠，使腹部、胸部和面部依次贴靠右腿（如图四所示）。

步骤五：吸气，双手向前延伸，让双臂带动身体直立起身。呼气，放下双臂，放松左腿，做反方向练习。

三十四、门闩一式

步骤一：以右腿做支力腿为例。跪立在垫子上，右大腿和地面垂直，右脚绷直，感觉右脚背和右小腿贴实垫面。将左腿向旁侧迈开，左脚尖朝正前方，注意调整髋部位置，让左髋和右髋高低一致，骨盆保持中立。

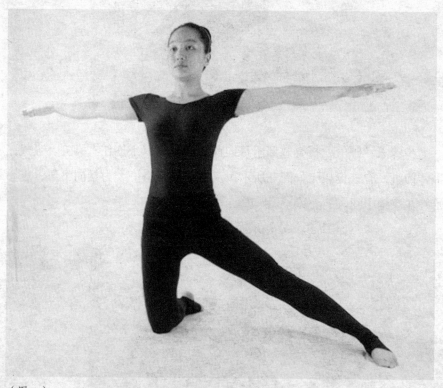

（图一）

步骤二：吸气，双手侧平举，指尖向两端延伸（如图一所示）。

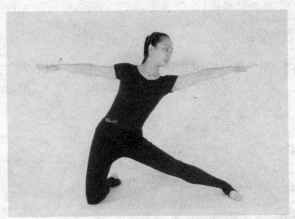

（图二）

步骤三：呼气，双肩放松。吸气，脊柱延伸。再次呼气时，身体向左平移，在平移的过程中，双手在同一条直线上（如图二所示）。

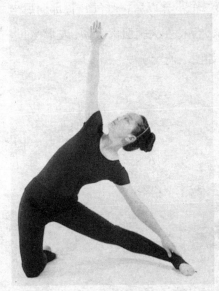

（图三）

步骤四：吸气延伸腰背。呼气，向左弯腰，让左手扶住左脚踝，右手指向天花板。在保持这一状态的过程中，注意臀部不要向后坐，髋部尽量展开朝向正前方（如图三所示）。

步骤五：吸气，身体回正，换反方向练习。

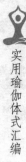
三十五、门闩二式

步骤一：在完成"门闩一式"第二个步骤的基础上练习。

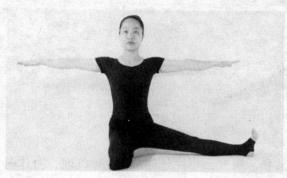

（图一）

步骤二：当做到"门闩一式"的第二个步骤以后，呼气，臀部向后坐到右脚跟后上，回勾左脚脚尖，上提左膝，保持左大腿肌肉收紧，左髋平正。吸气，双手侧平举，指尖向两端延伸（如图一所示）。

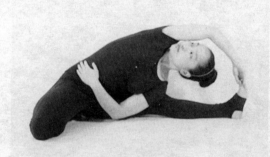

（图二）

步骤三：呼气，向左弯腰，左手握住右侧腰，右手握住左脚尖（如图二所示）。如果刚开始右手无法握住左脚尖，可配合呼吸：吸气时伸展，呼气时下沉，以此多重复几次，增强下沉的力度和幅度。

步骤四：吸气，身体回正，换反方向练习。

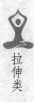
三十六、门闩三式

步骤一：此体式在完成"门闩一式"第一个步骤基础上完成。

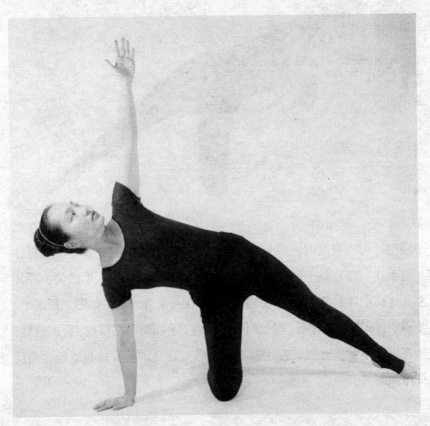

（图一）

步骤二：吸气时延伸整条脊柱，呼气时身体向右侧偏移，再次吸气，让左脚尖踮起来，感觉气息向头顶延伸，呼气，右手掌着地，手指尖朝右（如图一所示）。

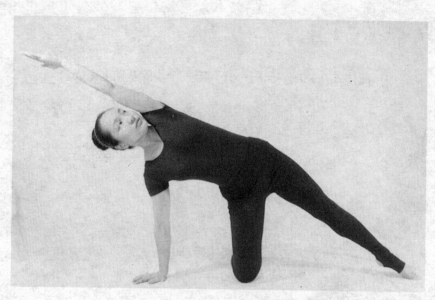

（图二）

步骤三：再次吸气时，感觉左手带动身体向上延长，双肩下沉，脊柱拉伸。双手在一条直线上和地面垂直，吸气，延长脊柱和左手指尖，呼气时让左大臂贴左耳，使左手、左侧腰、左腿在一条直线上（如图二所示）。

步骤四：不断配合呼吸，吸气时延伸脊柱，手和脚两端拉长，臀向前推，让身体在同一平面。呼气，左手肘下滑，吸气直立，起身扶起放松，换反方向练习。

三十七、单腿英雄坐前屈伸展式

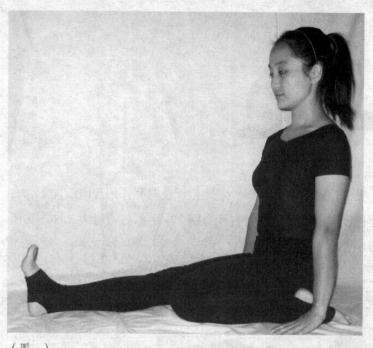

（图一）

步骤一：以伸展右腿为例。首先完成"直角坐姿"，弯曲左膝，将左脚后跟贴于左臀旁侧，左手将左小腿肌肉向外拨开。双手撑在臀部两旁，调整重心放在双腿中间。右腿向前伸直，回勾右脚，脚尖朝上（如图一所示）。感觉膝盖骨向上提，大腿收紧，呼气时，根基力度下压。因为弯曲了左膝，所以重心会略微向右倒，因此，可以将右手撑地，保持重心的平稳。

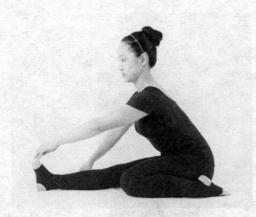

（图二）

步骤二：吸气，左手向上延伸，呼气，折叠髋部，俯身向前向下，右手配合折叠的程度向前移动，撑在右膝旁侧。左手抓住右脚尖（如图二所示）。

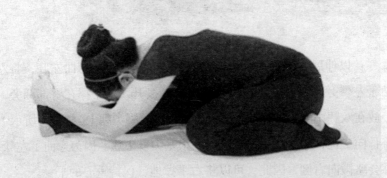

（图三）

步骤三：吸气，左手用力拉右脚，右手用力撑地，让背部尽量伸展，呼气，弯曲做熟，让腹部、胸部、面部依次贴靠右腿（如图三所示）。可在此处多控制几次，吸气时不断延伸腰背，呼气时增强下沉力度。

步骤四：再次吸气时，左手带动身体直立回正，呼气松开双手，做反方向练习。

三十八、单腿英雄坐上拉腿式

步骤一：首先成"直角坐姿"，屈左膝，将左脚后跟贴靠左臀，左手将左小腿肌肉向外拨开，左脚背朝下。双手撑在臀部两旁，调整重心，使重心保持在身体中间。

步骤二：吸气，曲右膝，双手抱住右脚后跟，呼气，让根基力度下沉，左脚背下压，控制身体的平衡。

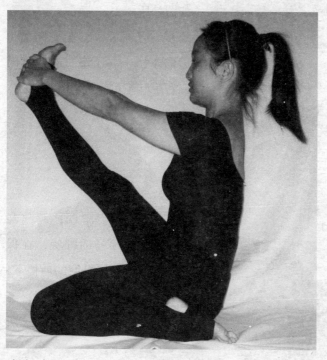

（图一）

步骤三：吸气，向上伸展右腿，在伸展的过程中，控制身体的平衡与稳定，感觉臀部和左腿用力向下沉，让两侧腰向上延伸（如图一所示）。呼气，弯曲手肘，小腿贴近面部，注意保持脊柱延展，身体不要向前倾斜。

步骤四：呼气，松开双手，放下右腿，换反方向练习。

三十九、臂绕腿伸展坐式

步骤一：以"直角坐姿"或者"手杖式"坐姿开始，以弯曲右膝为例。吸气，曲右膝，右脚掌踩在左膝内侧。

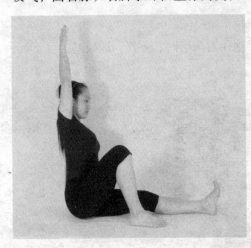

步骤二：呼气，肩胛骨后旋下沉。吸气，右手向上伸展，感觉右手带动右侧身气息向上舒展（如图一所示）。

步骤三：呼气，俯身向前，右肩向下沉，右手绕过右膝盖内侧，右手贴于右侧腰。

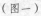
（图一）

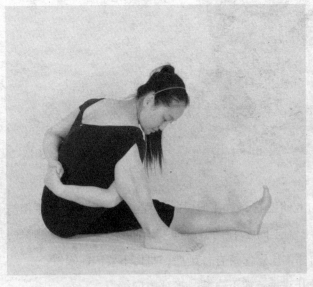

步骤四：调整几次顺畅的呼吸，在保持身体平衡的前提下，松开左手向后绕，与右手交扣（如图二所示）。

（图二）

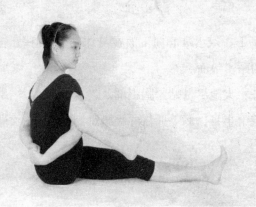

（图三）

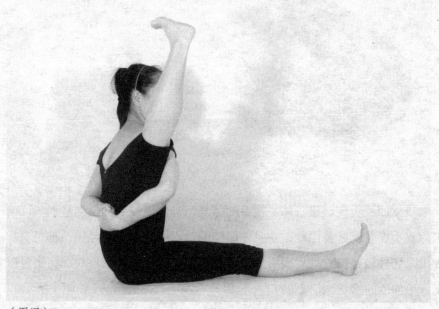

（图四）

步骤五：再次吸气，直立起上半身，带动右腿向后退，右脚尖点地，右膝盖朝上（如图三所示）。呼气，双肩放松，吸气，右腿向上伸展。挺拔脊柱，头顶上扬（如图四所示）。

步骤六：呼气，弯曲右膝，落下右腿，松开双手，做反方向练习。

四十、仰卧手拉双脚式

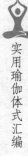

步骤一：仰卧在垫子上。双手掌心向下放在身体两旁。呼气，使气息下沉，身体松弛，平正的贴实垫面。

步骤二：吸气曲双膝，大腿尽量贴紧胸腹部。

步骤三：呼气，抬起上半身，双手抓住两脚脚趾。

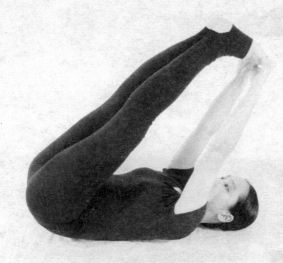

（图一）

步骤四：吸气放松身体。接着随呼气，身体慢慢后仰落回垫面，同时因为双手抓着脚趾，因此，在身体后仰的过程中，双腿被慢慢拉伸打直。如果柔韧性较好，此处后腰可完全落在垫子上，如果柔韧性较弱，则可以随双手伸展的感觉，将双腿打直，让臀和后腰略微离开垫子（如图一所示）。

步骤五：随着呼气，在保持腿伸展的前提上，将后腰尽量向下贴实垫面，使双腿、手臂和肩膀得到更大的拉伸力量。

步骤六：放松呼吸，放开双手，回归仰卧。

四十一、仰卧双手抓脚趾式

步骤一：仰卧在垫子上，吸气曲右膝，让右大腿尽量贴靠胸腹部。

步骤二：呼气，抬起上半身，双手抱住右脚后跟。

步骤三：吸气延伸脊柱，呼气，保持双手握紧右脚后跟，上半身慢慢躺回垫面。

步骤四：在伸展右腿之前，多调整几次呼吸，让上半身贴实垫面，同时用力下沉左腿，使左大腿下压，左脚脚尖用力向前延伸。这样能最大限度的保证根基的稳定和根基气息的下沉，使右腿有更充足的伸展空间和伸展力量。

步骤五：吸气用力延伸右腿（如图一所示）。

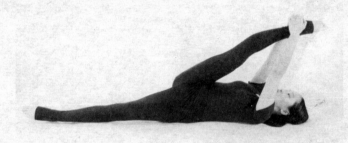

（图一）

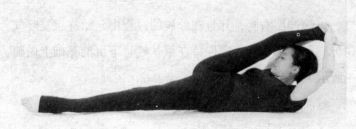

（图二）

步骤六：呼气起身，用腹部、胸部、面部去贴靠右腿（如图二所示）。

步骤七：吸气延伸脊柱，呼气上半身落地，松手解开体式。

四十二、仰卧单手正向拉腿式

步骤一：仰卧在垫子上，双手掌心向下放在身体两旁。保持匀称的呼吸，使臀部、腰部、背部平正的放于垫面。

步骤二：以拉伸右侧腿为例，首先将左手压在左大腿上，给予左腿一个向下沉的力度，同时左腿配合用力，向前延伸。

步骤三：吸气，弯曲右膝，右手三个手指握住右脚大脚趾，呼气再次下沉身体，始终保持肩、背和臀部平正的贴实垫面，这便是根基气息的稳定。

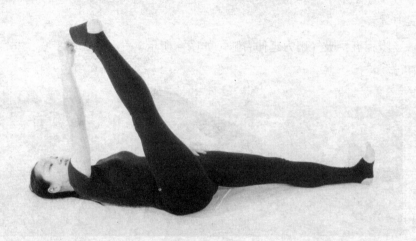

（图一）

步骤四：吸气，慢慢伸展右腿，并且在伸展的过程中，始终重复呼气下沉身体和吸气拉伸腿部的动作，一定保持在根基气息下沉的基础上做腿部的拉伸（如图一所示）。

步骤五：呼气，弯曲右腿，放松右手，做左方动作。

四十三、仰卧单手侧向拉伸腿式

步骤一：此体式在完成"仰卧单手正向拉伸腿"的基础上完成。

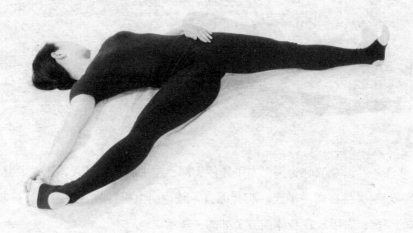

（图一）

步骤二：当完成单手正向拉伸腿以后，慢慢地呼气，将右腿往右侧摆开。此过程会经历几个呼吸才能完全完成，具体的做法是：在一次呼气以后，右腿无法十分平正的放于垫面，通常离垫面有一定的距离，此时再次吸气，伸展右腿和右手臂及右肩，呼气时，右手带动右腿再次往右侧放，同时整个左侧身用力压实垫面，这便是左侧根基气息的下沉。重复几个呼吸以后，最终达到（如图一所示）的状态。

步骤三：吸气时，弯曲右膝，拉回右腿，重复左侧动作。

四十四、侧卧抓脚式

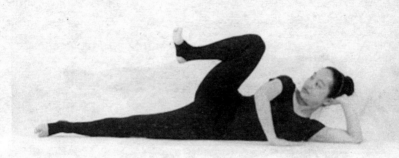

（图一）

步骤一：以左侧卧为例。左手托住头部，左手肘向后展开，让左大臂、侧腰、双腿保持在同一平面。脚背绷直，膝盖向上提，收紧腰腹部，控制身体的平衡，右手放在身体前方（如图一所示）。

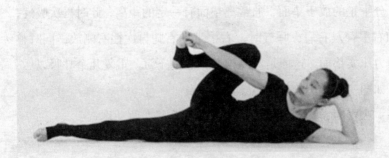

（图二）

步骤二：吸气，弯曲右膝，右大腿去贴近右侧腰，勾右脚，慢慢松开右手，让右手的三根手指握住右脚大脚趾（如图二所示）。呼气，双肩下沉，伸展左腿。

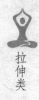

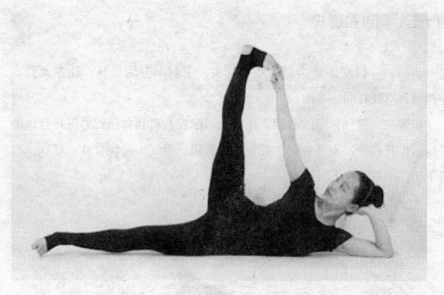

（图三）

步骤三：再次吸气时，慢慢将右腿向上伸展，右脚后跟用力延长（如图三所示）。在保持体式的过程中，始终通过吸气伸展脊柱，将右髋向前推，通过呼气将右腿尽量向旁侧摆开，使双腿、上半身和手臂保持在同一平面。

步骤四：呼气，弯曲右膝，松开右手，换反方向练习。

四十五、侧卧拉腿式

步骤一：以左侧卧为例。左手托头，手肘向旁侧展开，让左大臂、左侧腰、双腿在同一平面。

步骤二：吸气，弯曲右膝，让右大腿贴近右肩和右侧腰。保持身体的平衡，松开右手，手掌心朝上握住右脚后跟。吸气，延伸脊柱。呼气，双肩下压，根基力度下沉。

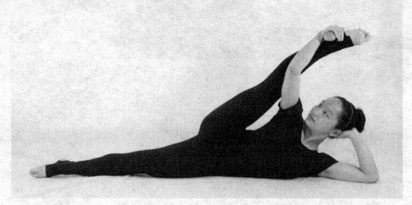

（图一）

步骤三：吸气，在右手握紧右脚后跟的前提下，慢慢伸展右腿，直到将右膝盖完全打直（如图一所示）。如果刚开始膝盖无法完全伸展也没有关系，尽量保持气息的顺畅，在吸气时延伸脊柱，同时向上伸展右腿。控制体式的过程中，注意身体尽量在同一平面，右髋向前推，右腿向后摆。

步骤四：吸气，弯曲右膝，松开右手，换反方向练习。

四十六、简易龟式

步骤一：双脚用力打开，回勾脚尖，让脚后跟落地，双手在体前扶地。

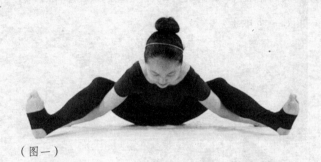

（图一）

步骤二：吸气，延伸整条脊柱。呼气，同时放松双肩，让双手穿过膝盖窝的下方。再次吸气时延伸脊柱，呼气时身体向下折叠，让双手用力往两端延长（如图一所示）。

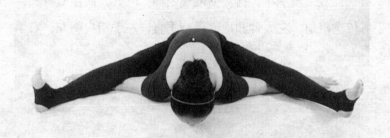

（图二）

步骤三：吸气，延伸双腿，呼气时，双腿放松下落，让大腿下压的力度落在两大臂上，使身体得到一个向下压的力量（如图二所示）。可在此过程中，吸气，延长整条脊柱和双腿的气息，呼气时让上半身完全放松，借由双腿下沉的力度压于双臂，使身体更加平正的贴实垫面。

步骤四：吸气，双手推地，推高身体，同时弯曲膝盖，抽出双手。

四十七、屈膝坐侧伸展

步骤一：以伸展右腿为例。首先成"直角坐姿"，吸气，弯曲左膝，左脚后跟抵住会阴，往旁侧展开右腿，双腿展开的角度应该一致，最佳状态是双腿在一条直线上（如图一所示）。

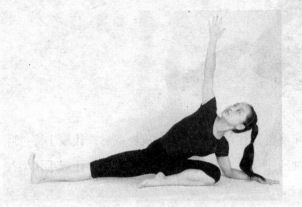

（图一）

步骤二：吸气，双手侧平举，指尖向两端延伸。呼气，向左侧弯腰，让左手和左手肘依次落地，左大臂和地面保持垂直，左手指尖朝左，右手指向天花板。

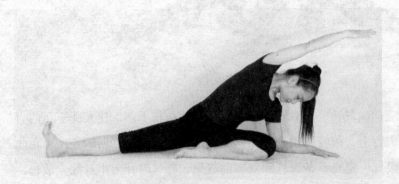

（图二）

步骤三：吸气，延伸腰背，感觉头顶和右脚尖往两端延伸。呼气，右大臂贴耳朵，右手带动右侧腰往左斜上方伸展（如图二所示）。

步骤四：吸气，身体回正，换反方向练习。

四十八、横叉式

步骤一：首先成"直角坐姿"，双手扶住膝盖内侧，用力分开双腿到最大极限。勾脚尖使膝盖骨向上提，大腿肌肉收紧。坐骨向下坐实垫面，脊柱挺拔，头顶延长。

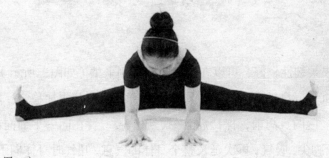

（图一）

步骤二："横叉式"有几种做法，可根据自己的柔韧性选择：比较简单的方法是：让双手伏在身体前方，吸气时延伸脊柱，呼气时双手慢慢向前移动，使身体向下折叠（如图一所示）。不断地重复这一过程：吸气，延伸脊柱，呼气时慢慢折叠，感觉气息从腿根向外排出，缓缓向前俯身，增加身体下沉的幅度。

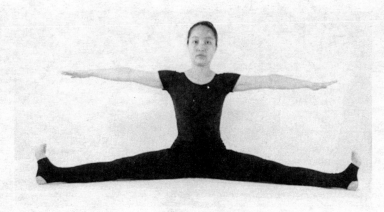

（图二）

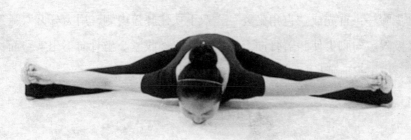

（图三）

步骤三：如果柔韧性较好，可以在吸气时双手侧平举（如图二所示）。呼气时双肩向下沉，气息随着肩膀两侧腰达到臀部，使根基更加稳定。呼气时折叠髋部，慢慢俯身向前，保持后脑勺、肩、腰、臀在同一平面向前倾斜，双手抓住两脚尖，吸气，再次延长整个身体的气息，呼气时身体向下，前额落地（如图三所示）。

步骤四：在吸气起身时，双手撑在身体两旁，用双手推地的力量使身体直立，以避免身体受伤或腿抽筋。

四十九、竖叉式

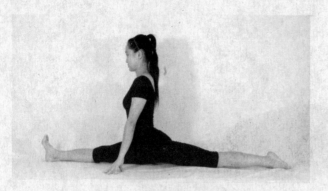

（图一）

步骤一：此体式从"新月式"开始。以弯曲右膝为例。当完成"新月式"以后，双手落在右脚两旁，回勾右脚脚尖，右脚后跟落地，带动右腿向前伸展。在向前伸展的过程中，应配合呼吸：吸气时力量向上延伸，呼气时重心下沉，增强下压的力度。并且始终注意髋部摆正（如图一所示）。

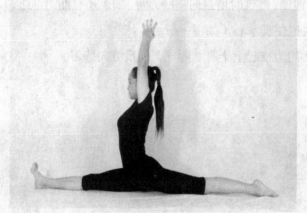

（图二）

步骤二：如果双腿已经完成落地，可在吸气时让双手举过头顶，在头顶合掌。通过呼气，让重心下沉，身体得到地面给予的上托的力量，使脊柱挺拔，腰部不受力（如图二所示）。

步骤三：呼气，落下双手，重心向右偏转，坐回垫面，收回左腿，换反方向练习。

五十、竖叉前曲折叠式

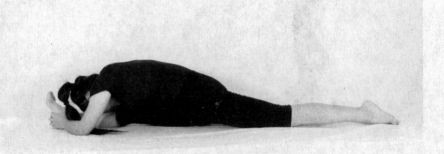

（图一）

步骤一：完成"竖叉式"以后，双手撑在身体两旁。吸气，延伸脊柱，呼气时，从右大腿根开始折叠，让腹部、胸部和面部依次贴靠右腿。注意在折叠的过程中，如果疼痛感强烈，可用手的力量将身体略微撑起，并不断配合呼气，吸气时脊柱伸展，呼气时增强向下的力量。如果还有能力继续，可将双手向前伸展，双手抱住脚掌心（如图一所示）。

步骤二：吸气，双手用力推起上半身。呼气，换反方向练习。

五十一、竖叉曲后腿拉伸一式

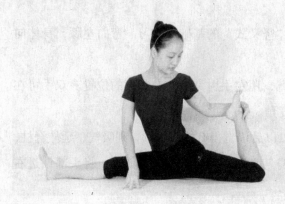

（图一）

步骤一：此体式在"竖叉式"的基础上练习。以弯曲左膝为例。双手撑在右腿两旁，吸气，弯曲左膝，左手从外侧握住左脚背，回勾左脚脚尖，使左脚背对左手掌产生一个推力，这股推力减轻了上半身的压力，就好像有人拉住我们的左手，使身体能轻盈地向上舒展，所以我们通常可以松开前方撑地的右手，同时向后握住左脚背，双手十指交握。

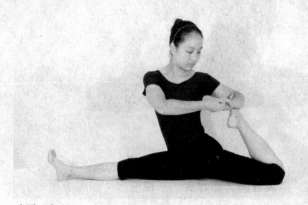

（图二）

步骤二：吸气，延伸脊柱。呼气时，左脚用力向后延伸，给身体提供一个向上拉伸的力量，挺直脊柱，头顶上送，此时腰部通常是没有压力的（过程如图一、图二所示）。

步骤三：呼气，松开右手，再松开左手，换反方向练习。

五十二、竖叉曲后腿拉伸二式

步骤一：此体式在完成"竖叉式"的基础上练习。弯曲左膝，身体向左转动，右手握住左脚尖。

步骤二：吸气，伸展左臂，用左手肘窝卡住左脚尖的位置。双手可在体前交握，身体朝向四十五度角。

步骤三：如果完成步骤二以后仍觉得有能力继续，则吸气，延伸脊柱，将右手肘向上提，感觉右侧身气息向上舒展。呼气，低头，将头部钻过右手下方。

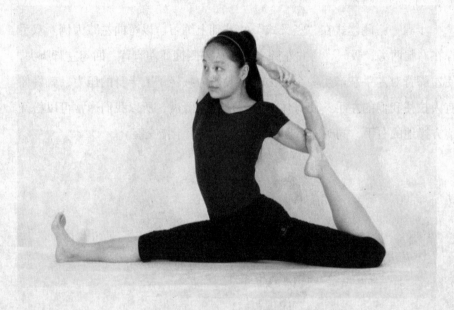

（图一）

步骤四：再次吸气时，挺拔背部，昂起头，平视前方（如图一所示）。呼气，双肩下沉，双腿气息放松。

步骤五：吸气，松开右手，呼气，放下左腿，换反方向练习。

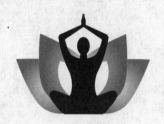

扭

转

类

五十三、三角伸展式

步骤一：此体式在"单腿前屈伸展式"的基础上完成。

步骤二：当完成"单腿前屈伸展式"的第三个步骤以后，呼气放松，将重心放在双脚和右手上，吸气，转动髋部，使左髋向上提，可以在此处抬到左手扶住左髋，给予左髋一个向上伸展的用力意识。同时，右手用力下压垫面，让右肩向前转，使整个身体翻转朝向左侧（如图一所示）。

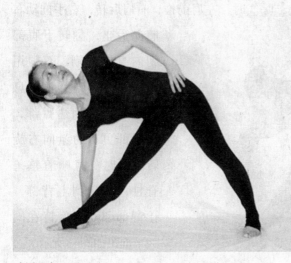

（图一）

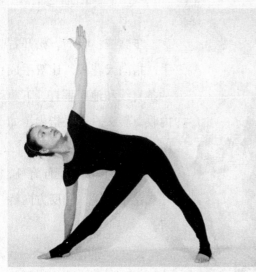

步骤三：吸气，松开左手向上伸展，左手指尖指向天花板。保持双腿、髋部、背部、肩部和双手在同一平面（如图二所示）。

步骤四：呼气放下左手，换腿做反方向练习。

（图二）

五十四、反向三角伸展式

步骤一：在"单腿前屈伸展式"的基础上完成。吸气，脊柱延伸，呼气，将重心放在双脚和左手上，右手扶住右大腿根部。

步骤二：吸气延伸脊柱，呼气时，左肩前推，右肩后转，右手推动右髋向后坐，翻转下腹部朝向身体右侧，双腿用力向下踩地，感觉气息通过双腿，到达臀部，让髋部更有力量向右旋转。同时气息顺着整条脊柱，输送到上背部，让背部和双肩保持在同一平面（如图一所示）。

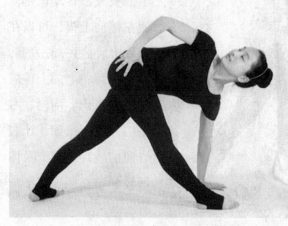

（图一）

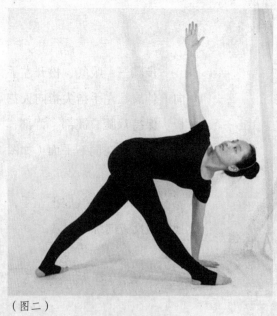

（图二）

步骤三：吸气，松开右手，指向天花板，让双手成一条直线和地面垂直。下颚内收，转头看右手指尖（如图二所示）。

步骤四：吸气延伸脊柱，呼气落下右手，做反方向练习。

五十五、加强三角伸展一式

步骤一：此体式可从站立前曲折叠开始。弯曲右膝，向后退左腿，右膝盖在右脚踝的正上方，大腿与地面平行，左脚后跟内旋落地。

步骤二：吸气，向前延伸右臂，右手带动右侧腰和右大腿根部的气息向前舒展，呼气，将右手放在右脚内侧，右大臂和右膝内侧贴靠。

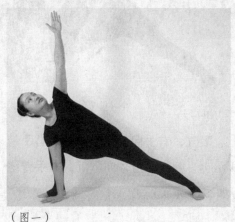 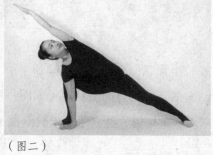

（图一）　　　　　　　　　　（图二）

步骤三：吸气，抬高左手向上指向天花板。双手成一条直线和地面垂直（如图一所示）。吸气时延伸整条脊柱，感觉左腿用力向后蹬，气息随着左腿、左髋、侧腰送到头顶。

步骤四：再次吸气，延长左臂，呼气，左手从后向前，画一个弧形，让左大臂贴近左耳，此时左臂、左侧腰、左髋和左腿在一条斜线上（如图二所示）。

步骤五：吸气，伸展脊柱，呼气，右肩前推，左肩后扩，感觉身体向上伸展，左腿在后方用力蹬地，让气息透过整条左腿、左侧腰到达左手指尖，往斜上方延伸。转头看向天花板，如果颈部不适，可低头看向地面。

步骤六：呼气落下左手，收回右手，收回左腿，换反方向练习。

五十六、加强三角伸展二式

步骤一：以左腿站立为例，此体式在"下犬式"的基础上完成吸气，向前收右脚到双手中间，左脚后跟内旋落地。

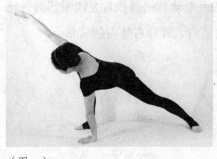

（图一）

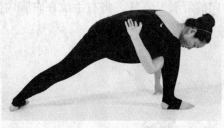

（图二）

步骤二：重心放在双脚和左手上。吸气，右手向上延伸，感觉右手带动右侧腰的气息向上延展（如图一所示）。呼气，身体向下沉，右手臂绕过右大腿下方，让右手贴于腰侧腰（如图二所示）。

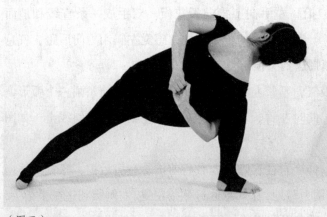

（图三）

步骤三：保持双腿力度稳定，吸气，向上延伸左手，呼气，左手向后与右手交扣。下颚内收，转头看天花板，让左腿、左髋、左侧腰在一条直线上（如图三所示）。

步骤四：吸气头回正，呼气，松开双手，换反方向练习。

五十七、三角扭转伸展一式

步骤一：此体式在"双腿前屈伸展式"的基础上练习。

步骤二：以左腿在前为例。呼气，弯曲左膝，让右腿后退，右脚尖点地。此时左膝盖应该在左脚踝的正上方。

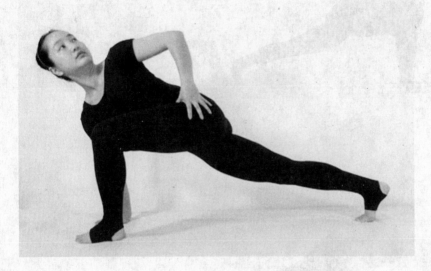

（图一）

步骤三：双手放在左脚两旁，将重心移动到右手和双脚上。让左手离地，扶住左大腿根，感觉左臀向后坐，让左髋和右髋保持在同一平面上。同时，右手用力下压地面，右肩向前转，左肩向后扩展，使整个上半身转向左侧，肩膀和背部保持在同一平面。可配合转动颈部，让面部朝向天花板（如图一所示）。

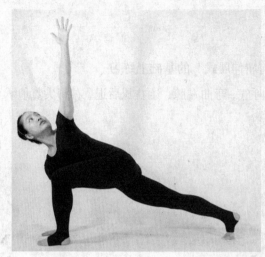

步骤四：保持髋部摆正的感觉，松开左手指向天花板，双臂在一条直线上与地面平行（如图二所示）。

（图二）

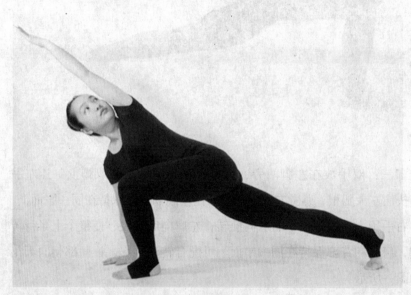

（图三）

步骤五：吸气，延伸整条脊柱，呼气，左大臂向前化去贴近耳朵，让左臂、左侧腰和右腿在同一条直线上（如图三所示）。

步骤六：呼气，放下左臂，收回右腿，换左腿后退，做反方向练习。

五十八、三角扭转伸展二式

步骤一：此体式的第一个步骤请参照"三角扭转伸展一式"的第一步骤和第二步骤。

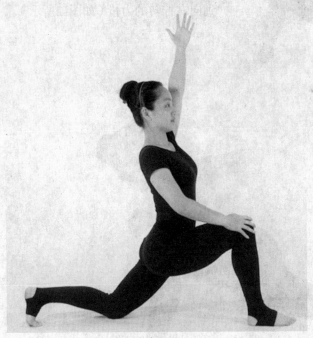

（图一）

步骤二：以右膝在前为例，当完成"三角扭转伸展一式"的第二个步骤后，将左膝落地，吸气直立起上半身，让右手向内推动右膝，同时吸气，向上抬高左臂，使左侧身气息向上舒展（如图一所示）。

步骤三：呼气，身体向右扭转，将左手肘抵在右膝外侧。松开右手，让右手与左手合掌。

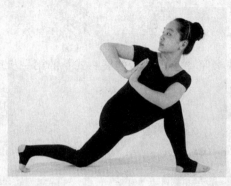

步骤四：吸气，延伸整条脊柱，呼气时，右手用力按压左手，让左手肘有力量抵在右膝上，使身体得到向右拧转的力量（如图二所示）。

（图二）

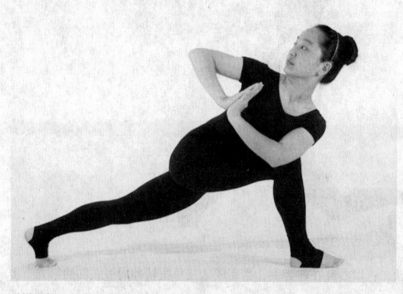

（图三）

步骤五：再次吸气，脊柱延伸，呼气时，右手继续用力按压左手，同时左脚在后方用力蹬地，让左膝离地（如图三所示）。

步骤六：在保持第五个步骤的过程中，始终让呼吸平稳顺畅，并且在吸气时不断延伸身体，呼气时左脚和双手不断用力，让身体得到更大程度的扭转。

步骤七：呼气，放松双手，落下左膝，换反方向练习。

五十九、三角扭转伸展三式

步骤一：此体式在完成"三角扭转伸展二式"第二个步骤后练习。

步骤二：当完成"三角扭转伸展二式"的第二个步骤以后，呼气，身体向右扭转，将左手肘抵在右膝外侧，然后伸直左手，让左手落地，左手指尖和右脚脚尖朝同一个方向。吸气，松开右手，让右手向上举起指向天花板。

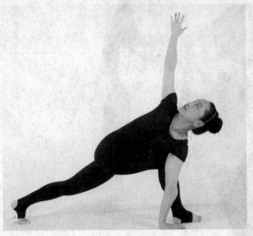

步骤三：呼气，放松双肩，再次吸气时，左腿在后方用力蹬地，让左膝离地。使左腿和上半身保持在同一平面（如图一所示）。

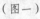
（图一）

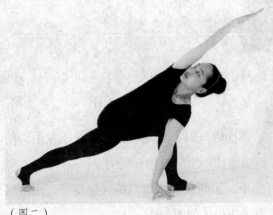
（图二）

步骤四：呼气，让右大臂去贴近右耳，使左腿、上半身和右手臂在同一条直线上（如图二所示）。

步骤五：呼气，放下右臂，落下左膝，换反方向练习。

六十、幻椅式扭转

步骤一：首先完成"幻椅式"。当做到"幻椅式"双臂向上延伸后，呼气，身体向右转，左手肘抵在右大腿外侧，双手合掌，两小臂在一条直线上。

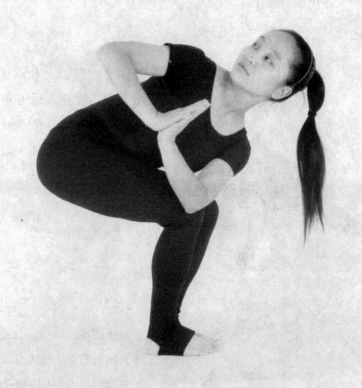

（图一）

步骤二：吸气，延伸脊柱。再次呼气时，感觉右手用力按压左手，使左手肘有力量抵在右膝外侧，给予脊柱一个向上扭转的力量。

步骤三：在控制体式的过程中，不断重复步骤二的气息要领，注意双肩向下沉，脖颈延伸，转头看向天花板（如图一所示）。

步骤四：吸气，身体回正，换反方向练习。

六十一、单腿下犬扭转式

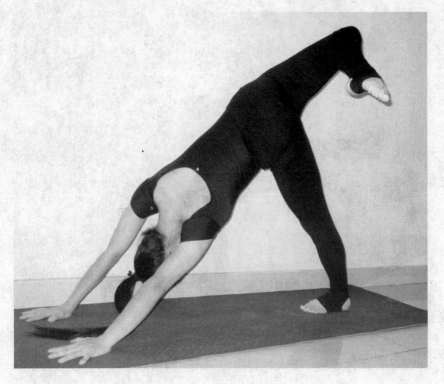

（图一）

步骤一：此体式在"单腿下犬式"的基础上完成。以伸展右腿为例。当完成右侧"单腿下犬式"以后。呼气，弯曲右膝，身体向右侧展开，转头朝左，眼睛透过左边腋下看向右脚掌。

步骤二：吸气，延伸整条脊柱，感觉右手臂、右侧腰、右大腿和右脚背成弧形展开。注意此处右膝应指向天花板（如图一所示）。

步骤三：吸气，回到"单腿下犬"，落下右腿，做反方向练习。

六十二、单腿下犬扭转后落腿式

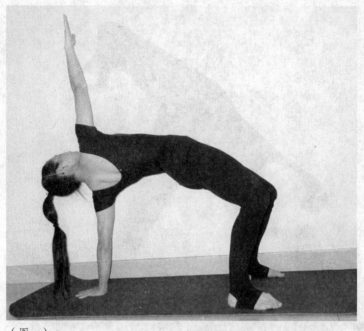

（图一）

步骤一：此体式在"下犬屈膝扭转一式"的基础上练习。以弯曲右膝为例。当完成"下犬屈膝扭转一式"以后。随着呼气，感觉右脚尖越来越沉重，最后右脚尖沉重到落在垫子上，注意右脚的落点应该和左脚在一条线上，并且双脚保持一到两倍肩宽的距离。同时，将左脚尖向后转开（如图一所示）。

步骤二：吸气，臀部收紧，向上推送腹部，右手指向天花板。呼气，双腿和左手用力向下压地，感觉整个身体轻盈地向上舒展。

步骤三：吸气，延伸脊柱，呼气，翻转身体回到单腿"下犬式"，换另一条腿练习。

六十三、束角式拧转

步骤一：此体式在完成"束角式"的第二个步骤以后练习。

步骤二：当完成"束角式"的第二个步骤以后，吸气，抬高右手臂，延伸整个右侧身，使右侧身气息得到延展。呼气，将右手扶在左膝外侧，左手放在体后。

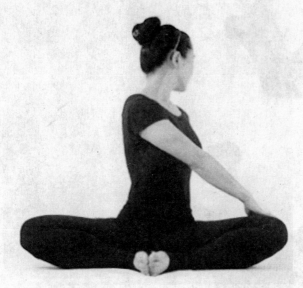

（图一）

步骤三：此时右手扶住左膝，左手放在体后，但均未用力。首先吸气，让脊柱延伸，呼气时，左手用力压向地面，右手用力推动左膝，两手的同时用力度对身体形成一股拧转的力量，使身体往左侧转动。转动颈部，使头往左转。这一步骤不是停顿不动的，应该不断配合吸气延伸和呼吸用力，来增强脊柱拧转的幅度（如图一所示）。

步骤四：吸气，松开双手身体回正，换反方向练习。

六十四、单腿开放性扭转坐式

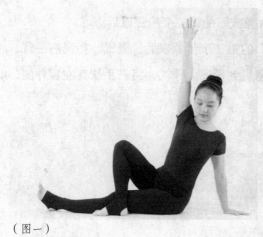

步骤一：首先成"手杖式"坐姿。吸气，弯曲右膝，让右脚踩在左膝外侧，右脚尖朝前。

（图一）

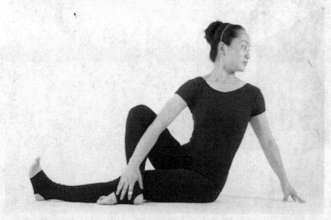

（图二）

步骤二：吸气，向上延伸右手臂，感觉右侧身气息向上舒展（如图一所示）。呼气，身体向左扭转，右手握住右脚踝，右手臂贴靠在右腿内侧。同时将左手向后移动到身体正后方（如图二所示）。

步骤三：在此处配合呼吸，吸气时脊柱尽量向上延伸，呼气时，依靠右手贴靠右腿和左手撑地的力量，让身体尽可能地朝左扭转，转头看向正后方。

步骤四：吸气，松开双手，身体回正，换反方向练习。

六十五、单腿闭合型扭转坐式

步骤一：首先成"手杖式"坐姿。以弯曲右膝为例。

步骤二：吸气，弯曲右膝，右脚可以踩在左膝内侧，与左膝隔一个拳头的距离；也可以踩在左膝外侧。

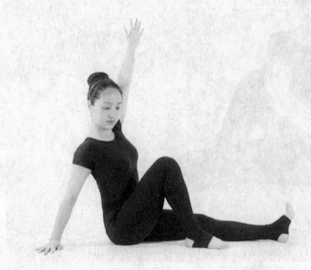

（图一）

步骤三：呼气，重心下沉。再次吸气时，向上伸展左臂，感觉左侧身气息向上舒展，这样做是为了达到更大的扭转幅度（如图一所示）。

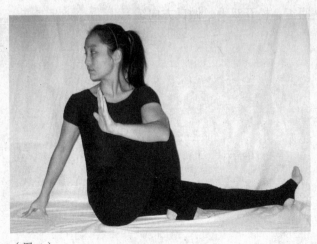

（图二）

步骤四：呼气，身体向右扭转，左手肘抵在右膝外侧，右手向后移动到身体正后方（如图二所示）。

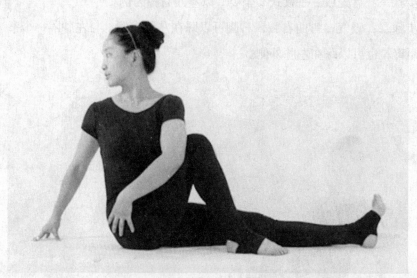

（图三）

步骤五：在扭转动作完成以后，需要配合呼吸，增强扭转强度。吸气，延伸脊柱，呼气时，右手用力撑地，左手用力抵住右膝，使身体得到一个向右扭转的力量，同时头往后转，眼睛看向正后方。也可以松开左手，扶住右臀（如图三所示）。

步骤六：吸气，头回正，松开双手，做反方向练习。

六十六、单腿伸展扭转坐式

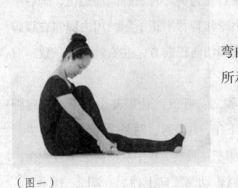

（图一）

步骤一：首先成"直角坐姿"，吸气，弯曲右膝，双手抱住右脚后跟（如图一所示）。

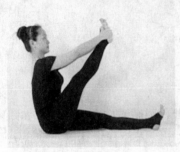

（图二）

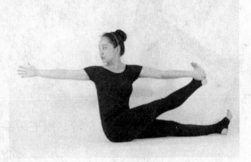

（图三）

步骤二：呼气，双肩下沉，吸气，向上伸展右腿，感觉脊柱、头顶和右脚尖都在向上延伸（如图二所示）。慢慢将右腿的力量放在左手掌上，呼气，松开右手向后展开，手指尖指向正后方，同时转头看向右手指尖（如图三所示）。

步骤三：吸气，脊柱尽量向上伸展，呼气时，从髋部开始扭转，使身体尽量向右转，让手臂、腰、背和右腿在同一平面。

步骤四：吸气，身体回正，右手抱住右脚后跟。呼气，弯曲右膝，换左腿练习。

六十七、跪立伸展扭转一式

步骤一：跪立在垫子上，以伸展右腿为例。将右腿向前迈出，脚后跟着地，保持左大腿和地面垂直，右小腿和脚背平正下压，用力回勾右脚脚尖指向天花板，右臀向下沉，让下腹部朝向正前方，左右髋高低一致。双手掌心相对放在体侧，拇指大张开。

步骤二：呼气，让根基力度下沉，肩胛骨后旋下压，力量通过两条手臂到达手指尖。

步骤三：吸气，双手从前向上举过头顶，感觉手臂带动侧腰向上伸展（如图一所示）。

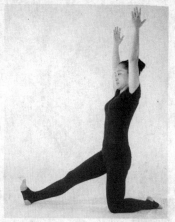

（图一）

步骤四：呼气，身体向左转，侧平举手臂，眼睛看向左手指尖（如图二所示）。在保持平衡时，感觉左脚背用力下压，左膝尽量不承受压力，右大腿根向下沉。吸气时整条脊柱延伸，呼气时增强向左拧转的幅度。让肩膀、手臂、腰部、臀部保持在同一平面。

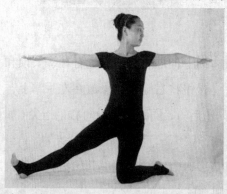

（图二）

步骤五：吸气，身体回正，双手回到头顶，掌心相对，呼气放下双手。换反方向练习。

六十八、跪立伸展扭转二式

步骤一：此体式在完成"跪立伸展扭转一式"的第三个步骤基础上完成。

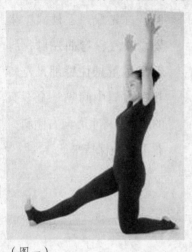
（图一）

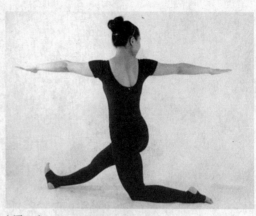
（图二）

步骤二：吸气，双臂带动侧腰向上延伸（如图一所示）。呼气，首先使根基下压，感觉右臀向下沉，带动身体向右扭转，打开双手侧平举，眼睛看右手指尖（如图二所示）。在控制平衡的过程中，可以通过不断的吸气延长脊柱，呼气使右脚后跟、左小腿、左脚背以及两髋用力下压，增强根基的稳定性，同时增强的转动的幅度。

步骤三：呼气，双肩下沉，力量通过双肩送到两条手臂。注意右脚尖始终指向天花板，不要向外旋转。

步骤四：吸气，身体回正，双手举过头顶，呼气落下双手，换反方向练习。

六十九、马里奇一式

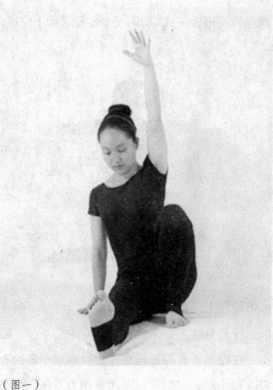

步骤一：以屈左膝为例，首先成"手杖式"坐姿，吸气，弯曲左膝，脚后跟尽量抵住臀部，左脚和右大腿中间隔一个拳头的距离，将重心向右倾斜，右手撑地保持平衡。

（图一）

步骤二：吸气时左手向上延伸，感觉手臂带动整个左侧身的气息相上延伸，呼气，身体向前倾，左手绕过左小腿前方向后贴于左侧腰。因为我们首先完成了向上伸展左侧身气息，所以向下折叠时，气息向外排出更加充分，折叠的幅度会更大（如图一所示）。

步骤三：慢慢松开右手，同时吸气让右手向前延伸，带动气息尽量舒展，呼气，右手绕过后腰，与左手在背后交扣，如果在这里双手不能交扣，可重复前两个步骤，使身体的气息伸展和排出都更加充分，如果实在困难，双手中间可握瑜伽带。

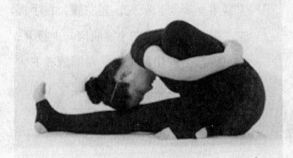

（图二）

步骤四：勾右脚，脚尖朝上，提右膝，右大腿肌肉收紧。吸气延伸整条脊柱，呼气感觉腹部带动身体向下折叠，前额触碰右膝。在此处可多配合几次呼吸，吸气时感觉整个上半身的气息都向上延伸，呼气时从大腿根部进行挤压，让气息慢慢排出，增强下沉的幅度（如图二所示）。

步骤五：吸气，抬头，呼气，松开双手。吸气，身体回正，伸直左腿抖动放松，换反方向练习。

七十、马里奇二式

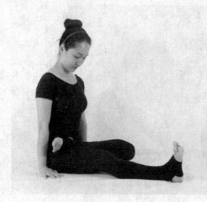

（图一）

步骤一：以弯曲左膝为例。首先成"直角坐姿"，吸气，屈左膝，右手握住左脚踝，左手将左小腿肌肉向上拨开，使左腿弯曲的幅度更大，左脚放在右大腿根部，回勾左脚尖。左脚踝产生明显的下压力度，压于右大腿根部。

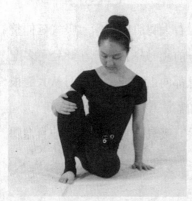

（图二）

步骤二：重心向左倾斜，让左大腿完全落地，双手撑在左大腿外侧保持平衡，吸气曲右膝，右脚踝在右膝的正下方，右小腿和地面垂直。在这里感觉左大腿完全贴实垫面，右脚向下用力踩地。

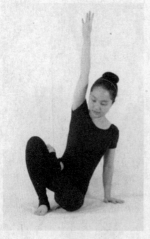

（图三）

步骤三：左手撑地，保持平衡，吸气，右手向上延伸，感觉右手带动整个右侧身气息向上延长，呼气，身体向前折叠。感觉气息从腿根慢慢排出，右手绕过右小腿下方，向后贴于右侧腰。

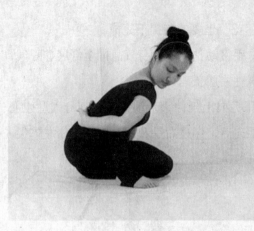

步骤四：此时感觉左脚用力压在右大腿上，左膝下沉，左大腿贴实垫面。同时右脚用力向下踩，右手臂用力内收，使右膝正朝上方。腹部收紧控制平衡，慢慢松开左手。吸气，左手向前延伸，带动整个左侧身气息延长，呼气，左手绕过后腰，与右手在背后相扣。

（图四）

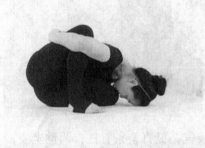
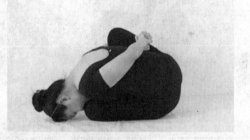

（图五）

步骤五：再次吸气，背部尽量伸展，呼气，腹部用力，带动身体向下折叠，让头顶或者前额或者下巴落到左膝前方的垫子上。

步骤六：在保持此体式的过程中，可不断地随着吸气，使腹部前侧和腿根的气息得到延伸，呼气时增强身体下沉的幅度。

步骤七：吸气，抬头松开，双手慢慢直立，起身，伸直右腿，放下，左腿抖动放松，换反方向练习。

七十一、控制莲花式

步骤一：此体式在完成"全莲花"坐姿的前提下完成。

步骤二：吸气延伸右臂，让右手带动整个右侧身气息向上舒展，呼气，身体略微前倾，右手绕过后背，抓住右脚尖。

步骤三：再次吸气时，左手用力向上延伸，带动整个左侧身气息往上拉长，呼气时身体略微前倾，左手向后，穿过右手和背部中间抓住左脚尖。

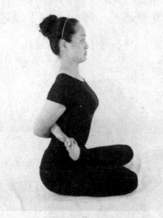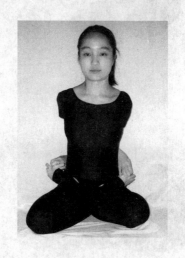

（图一）

步骤四：当双手都抓住脚尖以后，吸气，挺直整条脊柱，调整坐姿，让髋部摆正，臀部坐实垫面。呼气，肩膀后旋下沉，感觉气息随着双肩手臂到达手指尖，双臂好像变得更长，抓脚尖的力度更加稳定（如图一所示）。

步骤五：如果可以的话，呼气时可让身体慢慢向前、向下折叠，前额落地。

步骤六：吸气时头顶带动身体慢慢回正，双手松开，换反方向练习。

七十二、单腿屈膝仰卧扭转式

步骤一：仰卧在垫子上，全身气息放松，双手掌心朝上摊放在身体两旁。

步骤二：吸气曲右膝，左手扶住右膝外侧。

步骤三：呼气，身体向左转，右膝落地。注意，这里的扭转是在放松的前提下进行的，就像人睡觉翻身一样，所以右侧身和右肩抬离地面是正常现象。

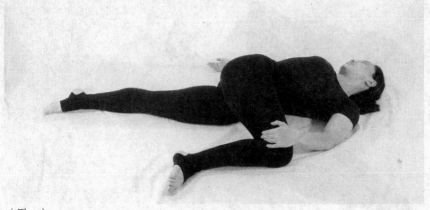

（图一）

步骤四：吸气延伸脊柱。呼气，左手压住右膝，使右膝保持落地的状态，同时右侧身尽量回落，转头向右。此时脊柱产生一个螺旋形的扭转力度。在吸气时，力量可以放松，去体会脊柱的伸展，呼气时，增强扭转力度，使脊柱得到更多的刺激（如图一所示）。

步骤五：吸气，腿回正。呼气放松，做反方向练习。

七十三、仰卧双腿屈膝扭转式

步骤一：仰卧在垫子上，双手掌心向下放在体侧。吸气曲双膝，大腿和胸腹部靠近。

步骤二：左手扶住右膝外侧，翻转右手掌心向上。

步骤三：呼气时，放松双腿，左手用力，将下半身往左放于垫面。

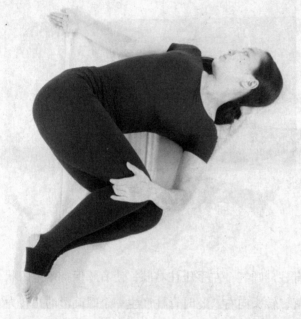

（图一）

步骤四：吸气延伸脊柱，呼气时，下半身和右肩同时向下沉，使脊柱产生螺旋形扭转（如图一所示）。

步骤五：不断的运用吸气延伸和呼气用力，在气息的流转间，增大扭转的幅度，使脊柱最大限度的放松。

七十四、仰卧双腿扭转式

步骤一：仰卧在垫子上。双手侧平举，掌心朝上。双脚并拢，脚尖绷直，感觉气息送至脚尖。

步骤二：吸气，感觉气息牵引双腿向上抬高与地面垂直。

步骤三：呼气，放松后腰，感觉整个背部贴实垫面。

步骤四：吸气先将双腿往身体方向下沉，然后随呼气扭转腰部，使双腿往左倾斜，直至双脚放在左手上。

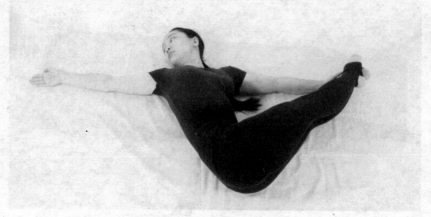

（图一）

步骤五：吸气延伸脊柱，呼气时，头向右转。配合呼吸，在吸气时气息充分伸展，呼气时，右肩下沉，双腿左压，刺激整条脊柱扭转（如图一所示）。

步骤六：吸气，屈膝，翻转左手掌朝下，依靠左手推地的力量使双腿回正，完成反方向动作。

101

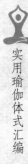

七十五、手抓脚扭转仰卧式

步骤一：仰卧在垫子上，双手掌心向下放在身体两旁。

步骤二：以抬右腿为例，吸气，弯曲右膝，左手握住右脚脚趾，右手举过头顶，右手掌心朝左。

步骤三：呼气，气息下沉，身体各处气息放松。

步骤四：吸气，向上伸展右腿，此处右腿如果不能打直没有关系，只需保持脊柱和手臂的伸展即可。

步骤五：呼气，左手牵引右腿向左侧打开。

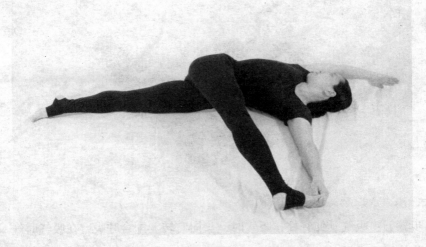

（图一）

步骤六：这一体式通常不能一步到位做到（如图一所示）的标准状态，需要我们调整呼吸，吸气时，头顶和左脚尖向两端延伸，呼气时，尽量扭转右腿，下沉右肩，转头向右侧看。以此方式，重复几次呼吸，不断加强身体扭转的力度。

步骤七：吸气，先让右手回到身体旁侧，呼气调整，再次吸气，拉回右腿。呼气，右腿回落，重复左腿动作。

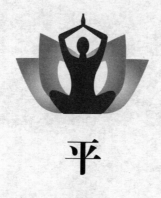

平

衡

类

七十六、摩天式

步骤一："山式"站立。双脚可并拢，也可以分开与肩同宽。

步骤二：吸气，双手自身体两侧抬起，在头顶十指交握，翻转掌心朝上。

步骤三：呼气，肩胛骨后旋下沉，十根脚趾抓紧垫面。

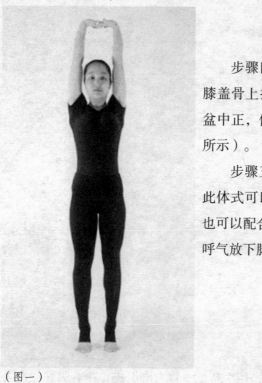

步骤四：吸气，慢慢踮起脚后跟，膝盖骨上提，使大腿肌肉收紧，保持骨盆中正，使身体尽量向上延伸（如图一所示）。

步骤五：呼气，慢慢放下脚后跟。此体式可以在步骤四上保持几个呼吸，也可以配合呼吸，吸气时垫脚向上伸展，呼气放下脚后跟，以此重复几次。

（图一）

七十七、树式

步骤一：以左腿做支力腿为例。首先"山式"站立，呼气时将重心和用力意识转移到左腿上，左脚五根脚趾抓紧垫子，左膝盖骨向上提，大腿肌肉收紧。

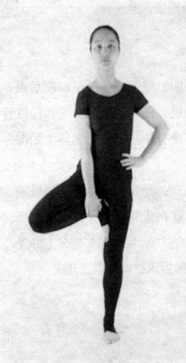

（图一）

步骤二：吸气，弯曲右膝，用手帮忙，将右脚上提，让右脚踩在左大腿根部，此时略为弯曲左膝，收紧左大腿肌肉，让右脚和左大腿肌肉形成一个对抗的力量（如图一所示）。如果觉得困难，可以将右脚踩在左小腿上，切忌踩膝盖。

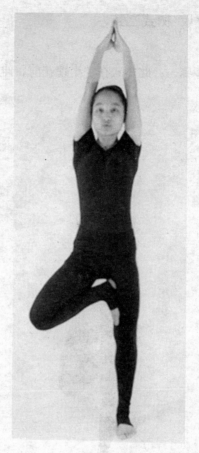

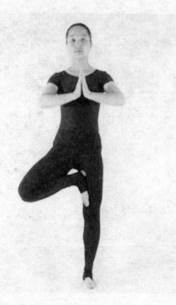

（图二）　　　　　　　　　　　（图三）

步骤三：保持平稳的呼吸，慢慢松开右手，此时注意保持骨盆中立，不要塌腰和翘臀。慢慢的呼气，让右膝向外摆开，尽量使右腿和身体在同一平面上。吸气，抬起双手胸前合掌，呼气，放松双肩（如图二所示）。再次吸气时，感觉手指尖带动双臂慢慢向上举过头顶（如图三所示）。

步骤四：保持呼吸顺畅，吸气时全身力度向上延伸，呼气时略为放松，这样能帮助习练者长时间保持平衡状态。

步骤五：呼气，松开双手落下，右腿落下。换反方向练习。

七十八、树式二式

步骤一：此体式在"半莲花前屈伸展平衡一式"的基础上练习。

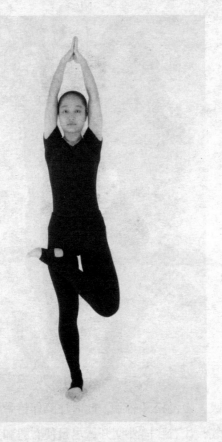

（图一）

步骤二：当完成"半莲花前屈伸展平衡一式"以后，双手在头顶合掌，保持身体的平衡。在控制体式的过程中，注意微曲右膝，回勾左脚，下沉左膝，使腿部根基力度稳定。同时下腹部朝向正前方，骨盆保持中立。并且呼吸顺畅、平稳（如图一所示）。

步骤三：呼气，松开双手，落下左腿，换反方向练习。

七十九、勇士三式

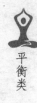

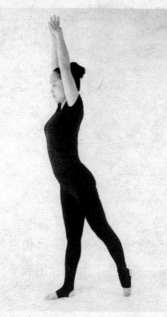

（图一）

步骤一：以右腿做支力腿为例。右脚五根脚趾平铺压实垫面，右侧膝盖骨向上提，大腿肌肉收紧。退左腿向后，脚尖点地，吸气，双手自体侧抬起，在头顶合掌（如图一所示）。

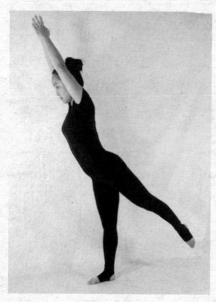

（图二）

步骤二：此时，双手、肩、背、腰、臀和左腿，几乎在同一个平面，始终保持这一个平面的伸展，呼气，慢慢地将这个平面向前倾斜，这个倾斜的过程要慢，要配合呼吸，吸气时手脚力度向两端延伸，呼气时继续倾斜（如图二所示）。

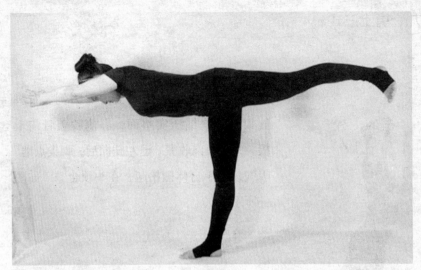

（图三）

步骤三：在保持平衡的前提下，不断调整呼吸，使整个平面和地面垂直，就达到了"勇士三"的最好状态（如图三所示）。如果达不到平行也没关系，在自己能稳定的程度上保持即可。

步骤四：吸气，身体回正，呼气，放下双手，做反方向练习。

八十、单腿前屈伸展式

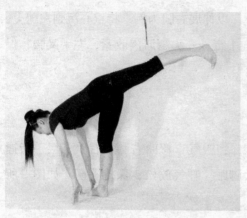

（图一）

步骤一：此体式在"双腿前屈伸展式"的基础上练习。以伸展左腿为例，在完成"双腿前屈伸展式"以后，将重心下沉在右脚上，再次吸气，伸展脊柱，抬头，同时将左腿向上抬高，左脚尖回勾，左脚后跟用力延伸，带动左腿向后拉长。此时，左边臀部不能向上翻转，应保持肩膀、背部、腰部、臀部和左腿在同一个平面（如图一所示）。

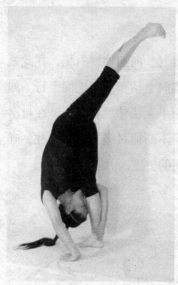

步骤二：呼气，双手用力推地，手肘内夹，俯身向前、向下，让腹部、胸部和面部依次贴靠右腿。如果还有能力做提升练习，可以松开右手，让右手握住右脚踝（如图二所示）。

步骤三：呼气，落下左腿，做右腿练习。

（图二）

八十一、单腿手抓脚站立伸展式

步骤一：首先成"山式"站立。以伸展右腿为例，将重心沉到左腿上，左脚五根脚趾抓紧垫面，膝盖骨向上提，左大腿肌肉收紧，左手叉腰，保持左侧身的平衡。

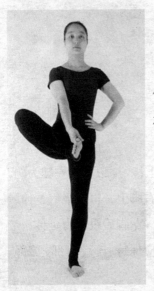

步骤二：吸气，弯曲右膝，右手三根手指握住右脚大脚趾。呼气放松，保持平衡（如图一所示）。

（图一）

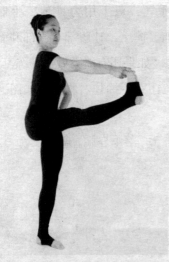

步骤三：吸气，向前伸展右腿，在此处注意：右腿不能向上抬，应与地面平行（如图二所示）。如果无法伸展右腿，请在自己最大极限保持。不断通过吸气延伸脊柱，呼气增强右腿伸展的力度。

（图二）

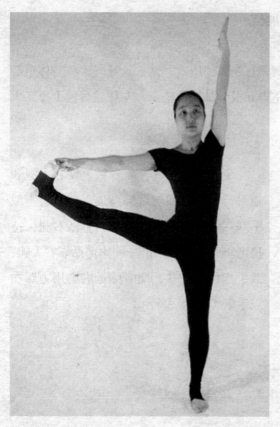

（图三）

步骤四：呼气，将右腿慢慢向旁侧展开，松开左手，指向天花板，在此处注意：左髋和右髋应保持高低一致，下腹部朝向正前方（如图三所示）。

步骤五：吸气，弯曲右膝，呼气，松开双手，换左腿练习。

八十二、双手抓脚站立伸展式

步骤一：以伸展右腿为例。首先成"山式"站立，呼气，将身体重心和用力意识转移到左腿上，左脚五根脚趾抓紧垫子，左膝盖骨向上提，大腿肌肉收紧。

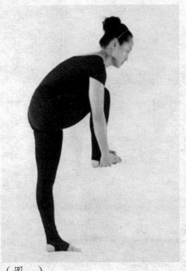

步骤二：吸气，曲右膝，使右大腿和地平行，同时回勾右脚脚尖，感觉右脚似乎踩在一个固定的物体上，整条右腿保持稳定。呼气，俯身向前，胸腹部贴靠右大腿，双手抱住右脚掌，此时感觉右脚用力踩在双手上（如图一所示）。

（图一）

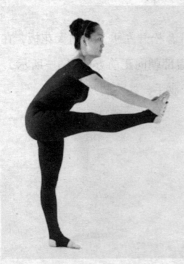

步骤三：吸气，向前伸展右腿，尽量将右腿打直，使右腿和地面保持平行，髋部朝向正前方，左右髋高低一致（如图二所示）。

步骤四：此步骤为提升练习，在保持平衡的前提下，呼气，俯身向前，让胸腹部贴靠右腿，而右腿始终和地面平行。

步骤五：吸气弯曲右膝，呼气放开双手，落下右腿。换左腿练习。

（图二）

八十三、舞蹈式

步骤一：以右侧为例。"山式"站立，首先呼气将气息下沉至右脚，感觉右脚用力向下踩地，此时身体得到一个反作用力，顺着右小腿、膝盖、右大腿，上升至右侧腰，感觉右侧身非常地稳定，同时右手叉腰，增强右侧身的稳定程度。

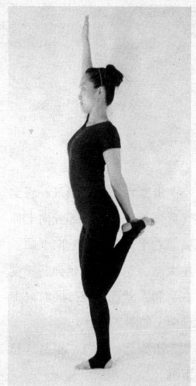

步骤二：吸气，弯曲左膝，左手从内侧握住左脚背，左大腿与右大腿靠紧，此时感觉两腿力量向内集中。

步骤三：呼气，气息下沉，再次增强根基力度。

步骤四：吸气延伸脊柱，抬高右手，右大臂贴耳朵。此时右臂、头、上半身与左大腿在同一平面（如图一所示）。

（图一）

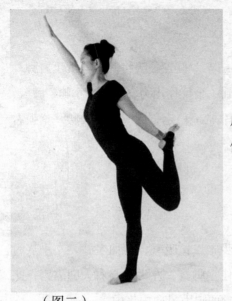

步骤五：呼气时，将第四步形成的平面向前倾斜，以稳定为前提，使这个平面尽量与地面成四十五度角（如图二所示）。

（图二）

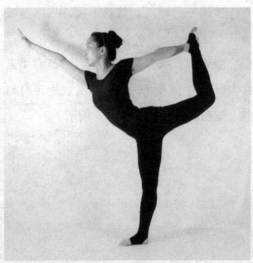

步骤六：再次吸气，感觉气息顺着脊柱，一部分向上伸展到右手臂，一部分向下顺着左大腿、左臂向后延伸。感觉右手和左臂、左腿，同时向上延伸（如图三所示）。

步骤七：呼气，根基气息下沉。

（图三）

步骤八：再次吸气，在第四步形成的平面回复到与地面垂直的位置。

步骤九：呼气，放下右臂，松开左手，放下左腿。

八十四、半月式

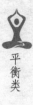

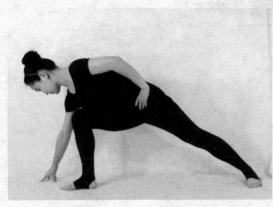

步骤一：以右腿做支力腿为例，从"下犬式"开始，吸气，向前收右脚到双手中间，左脚后跟内旋落地。

（图一）

步骤二：吸气，将右手放到右脚斜前方，可以让手掌落地，如果觉得困难，也可以让十根手指头着地，掌心向上托，或在手掌下方垫块瑜伽砖。左手叉腰，低头看地面（如图一所示）。呼气，根基力度向下。

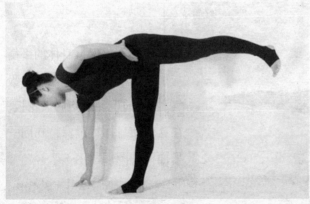

（图二）

步骤三：再次吸气时，腹部力度向上提，将重心移动到右手和右腿上，左腿离地。此时右手和右腿与地面垂直，回勾左脚脚尖，让左腿向后延长（如图二所示）。

117

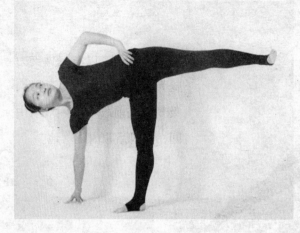

（图三）

步骤四：吸气延伸脊柱，呼气，整个右侧身向前推，左侧身向后转，将身体转朝左侧，感觉左髋始终向上提，左脚脚尖朝外摆开。如果能够控制平衡，在吸气时慢慢延伸脖颈转动面部朝上，下颚贴锁骨窝（如图三所示）。

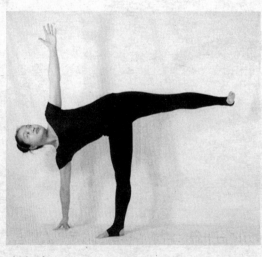

步骤五：保持身体的平衡与稳定，呼气，松开左手，吸气，左手向上伸展指向天花板。在这里使身体尽量保持在同一平面（如图四所示）。

（图四）

步骤六：吸气，转头朝下，眼看垫面，呼气左臂落下，右手收回。弯曲右膝，让左腿落地，向后退右腿回到"下犬式"，换反方向练习。

八十五、半月舞蹈式

步骤一：此体式在"半月式"的基础上完成。具体参加平衡类体式中半月式的讲解。

步骤二：完成"半月式"以后，控制气息的稳定，慢慢弯曲左膝，注意左膝不能向前移动，始终要保持左大腿和身体在同一平面。

步骤三：吸气延伸脊柱，呼气时，慢慢将左手向右伸展，用左手握住左脚背。

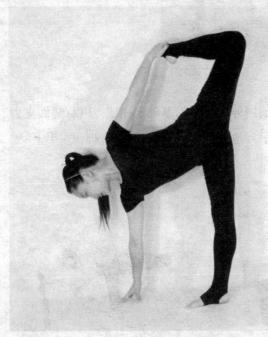

（图一）

步骤四：完成第三步以后，先调整几个呼吸，让身体恢复平衡稳定的状态，然后吸气用力伸展整个身体，左手用力拉动左腿向后伸展。在控制体式的过程中，我们可以通过呼气放松和吸气加强力度，在松弛和用力两者之间变换，延长控制体式的时间，同时更好的往自己最大能力去突破（如图一所示）。

八十六、反向半月式

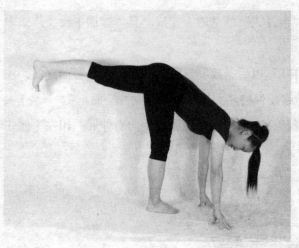

（图一）

步骤一：此体式在"单腿前屈伸展式"的基础上完成。以右腿做支力腿为例。将双手向前移动，使双手和地面垂直。把重心放在右脚和左手上（如图一所示）。

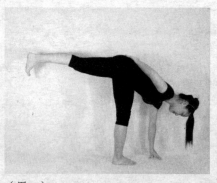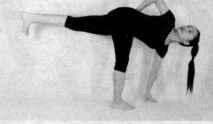

（图二）　　　　　　　　　　（图三）

步骤二：吸气，向上抬高右手，让右手放在臀部上（如图二所示）。呼气，将左腿下沉，右髋上提，右手能够清晰地感觉到臀部的翻转（如图三所示）。

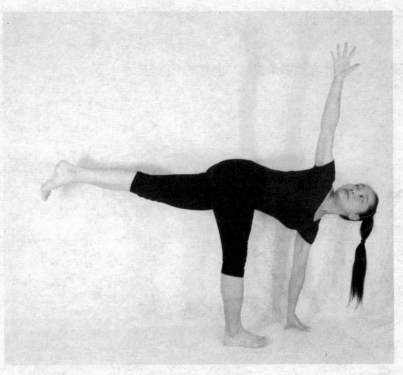

（图四）

步骤三：吸气，延伸脊柱，呼气，左手用力推地，使左肩前推，右肩后扩，感觉整个上半身翻转朝向右侧，左腿回勾，用力向后伸展，让左腿和地面平行。此时，上半身、臀部和左腿应该在同一个平面上（如图四所示）。

步骤四：吸气，舒展腰背，松开右手，向上指向天花板，可以转头向上看着右手指尖。

步骤五：呼气，落下右手和左腿，换反方向练习。

八十七、猫伸展一式

步骤一：此动作在"四角板凳"的基础上练习。

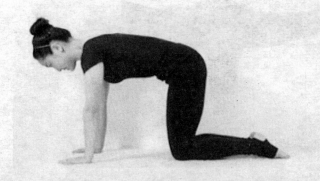

（图一）

步骤二：将重心放在左手和右腿上，左手和地面垂直，右大腿与地面垂直，同时右小腿与右脚背平整向下压于垫面，腹部向上托起内脏器官。此时肩、腰、臀在同一平面（如图一所示）。

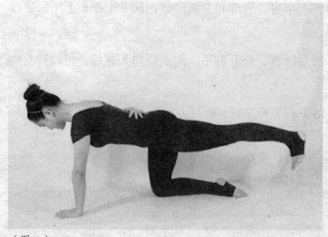

（图二）

步骤三：随着吸气，右手和左腿慢慢地向前和向后延伸，在抬起右手和左腿的过程中不能塌腰。去感觉手、肩、腰、臀、腿在同一平面。同时回勾左脚脚尖使脚尖正朝地面（如图二所示）。

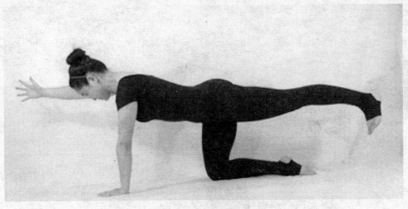

（图三）

步骤四：随着吸气，右手不断地向前延伸，左腿用力向后蹬，重心始终在身体中间，眼睛看垂直下方。同时起到支撑力量的左手和右腿，随呼气不断向下，向地面施加压力，让身体获得一个上托的力量，让右手和左腿更轻盈地向前和向后延伸（如图三所示）。

步骤五：呼气，慢慢放下右手和左腿，换反方向练习。

八十八、猫伸展一式拉腿

步骤一：此体式在"猫伸展一式"的基础上完成。

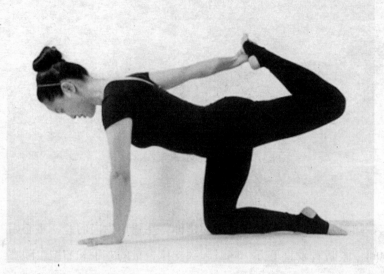

（图一）

步骤二：当完成"猫伸展一式"以后，保持背部、腰部在同一平面，左手和右腿用力下压。吸气弯曲左膝，左膝切不可向下沉，保持左大腿和地面平行，同时呼气，右手向后摆，从内侧抓住左脚背（如图一所示）。回勾左脚脚尖，使左脚背有一股力量压于右手掌，这样让右手握左脚的力度更加稳定。在此处，可调整几个呼吸掌握平衡，如果在这里身体已经产生摇晃，则保持不动。如果还有能力继续，则进行下一个步骤。

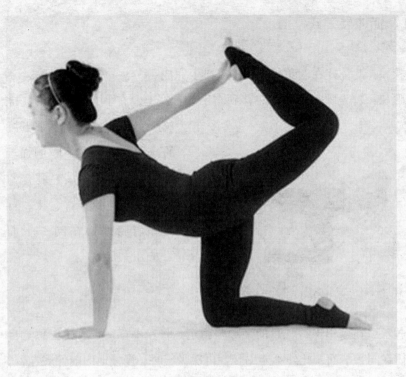

（图二）

步骤三：吸气时感觉整条脊柱向上延伸，右手拉动左脚的力量随着脊柱延伸的状态向上伸展，感觉身体前侧得到延长，抬头目视前方（如图二所示）。

步骤四：做到这一状态以后，我们可多配合几次呼吸，呼气时身体略微放松，但右手和左脚不要分开，再次吸气时，下方的左手与右腿用力下沉，使脊柱能有更多的力度向上伸展，呼气，慢慢松开右手和左腿回到"猫伸展一式"，吸气伸展整条脊柱，呼气落下右手和左腿，换反方向练习。

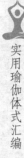
八十九、猫伸展二式

步骤一：此体式在四角板凳状的基础上完成。

步骤二：首先呼气，将重心移到右手和右腿上，右手五指大张开，虎口压实垫面，感觉手掌下沉的面积和力度在不断增强。吸气，先向后伸展左腿，勾左脚，让左腿、臀、腰、背部和肩膀保持在同一平面（如图一所示）。

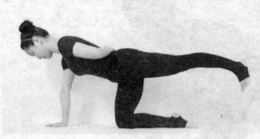

（图一）

步骤三：在这里保持气息的平顺与稳定。将左手背在腰后，去感觉自己的身体在同一平面，此处不能塌腰。再次吸气时，慢慢地向前伸展左臂，让手臂、肩膀、腰、臀和左腿在同一平面，用力向两端延伸，眼睛看垂直下方（如图二所示）。

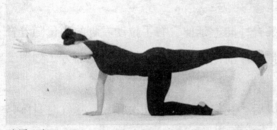

（图二）

步骤四：此体式最容易出现的问题有两个：一，重心过于右倾，让整个左侧身向上翻转。二，塌腰，使左手和左脚过于上扬。我们必须避免这两个问题的出现。

步骤五：吸气时脊柱不断延伸，呼气时，右手和右脚不断下沉，感觉腹部有力度向上托起整个身体。呼气慢慢放下左手、左腿，换反方向练习。

九十、箭式

步骤一：首先成"束角式"坐姿。双手三根手指握住双脚大脚趾。

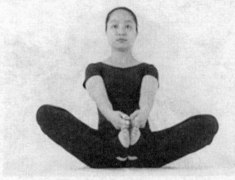

步骤二：吸气时延伸脊柱。呼气，身体略微向后倾斜，让双脚离地，在此处保持平衡，背部伸展（如图一所示）。

（图一）

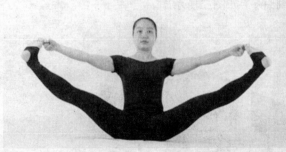

（图二）

步骤三：呼气放松，再次吸气时，双手拉动双脚往两侧展开。呼气，双肩下沉，气息通过双肩、侧腰到大腿根和臀部，使身体更佳稳定。吸气时再次挺拔腰背，增强身体的稳定程度（如图二所示）。

步骤四：呼气，弯曲双膝回到"束角式"。此体式可多次重复练习，或在平衡状态保持几次呼吸。注意：想要保持此体式的平衡，一定要使后背部伸展，不可弓背，弓背会使身体向后倾倒。

127

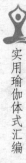
九十一、臂绕腿独立伸展式

步骤一：以左腿站立为例，此体式在"下犬式"的基础上完成吸气，向前收右脚到双手中间，左脚后跟内旋落地。

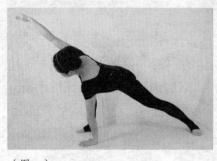

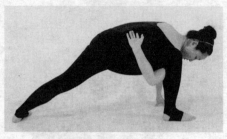

（图一）　　　　　　　　　　　　　　（图二）

步骤二：重心放在双脚和左手上。吸气，右手向上延伸，感觉右手带动右侧腰的气息向上延展（如图一所示）。呼气，身体向下沉，右手臂绕过右大腿下方，让右手贴于腰侧（如图二所示）。

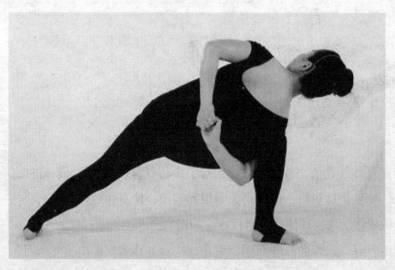

（图三）

步骤三：保持双腿力度稳定，吸气，向上延伸左手，呼气，左手向后与右手交扣（如图三所示）。

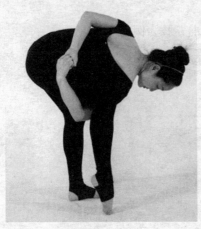

步骤四：低头看地面，将重心放在右腿上。吸气，向前收左脚至右脚旁侧。重心移动到左腿上。吸气延伸脊柱，右脚尖点（如图四所示）。如果觉得困难可在此处保持。但要注意：在吸气时延伸腰背，感觉右脚承受的压力越来越轻，呼气时左腿用力下沉，感觉左腿越来越稳固。

（图四）

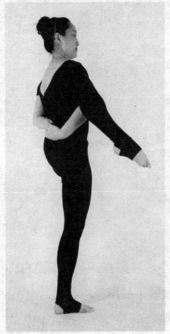

步骤五：如果可以的话，在吸气时腰背慢慢向上挺拔，带动右腿向上伸展，最终使身体直立（如图五所示）。呼气放松双肩。保持几次深长缓和的呼吸。

步骤六：吸气，脊柱挺拔。呼气时身体有控制地慢慢向下倾斜，右腿落地，重心回到右腿上，左腿向后推至步骤一时的距离。呼气松开双手放在右脚两旁，退右腿回到"下犬式"，换反方向练习。

（图五）

九十二、半莲花前屈伸展平衡一式

步骤一：首先成"山式"站立，以弯曲左膝为例。

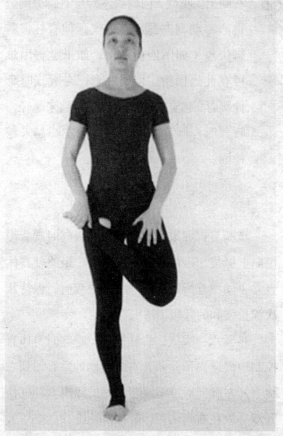

（图一）

步骤二：吸气延伸脊柱，呼气，将身体重心转移到右腿上，感觉右脚五根脚趾抓紧垫子，右膝盖向上提，大腿肌肉收紧（如图一所示）。

步骤三：吸气弯曲左膝，手帮忙将左小腿肌肉向外拨开，把左脚踝放在右大腿根部。此时不要着急松开双手。现寻找三个力点：第一，弯曲右膝；第二回勾左脚；第三，下沉左膝。当找到三个力点以后，左脚可以十分稳定的控制在右大腿根部。呼气，放松。

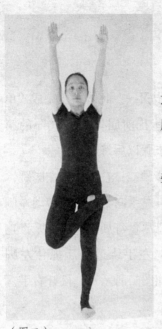

步骤四：吸气，双手从前向上举过头顶。注意：下腹部朝向正前方，骨盆保持中立（如图二所示）。

步骤五：呼气，控制住身体的稳定，慢慢折叠髋部俯身向前、向下，双手落在右脚两旁。

（图二）

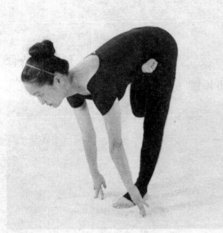

步骤六：吸气，延伸脊柱。呼气，双手用力推地，让腹部、胸部、面部依次向下贴靠右腿（如图三所示）。

步骤七：在起身之前，先呼气，下沉重心，同时找回在第三个步骤强调的三个力点。再次吸气时慢慢起身，呼气松开双手，落下左腿，换反方向练习。

（图三）

九十三、单腿半莲花前屈伸展二式

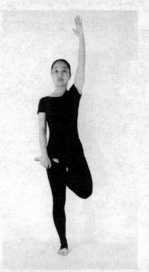

（图一）

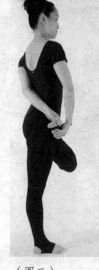

（图二）

步骤一：此体式在完成"单腿半莲花前屈伸展一式"的第三个步骤以后练习。

步骤二：右手扶住左脚踝，吸气，左手向上延伸，带动左侧身气息尽量舒展（如图一所示）。呼气，左手绕过腰后抓住左脚尖（如图二所示）。松开右手。

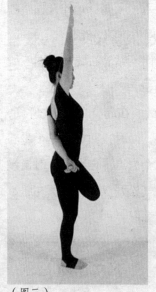

（图三）

步骤三：吸气，右手向上举过头顶，保持骨盆中立，不可塌腰（如图三所示）。

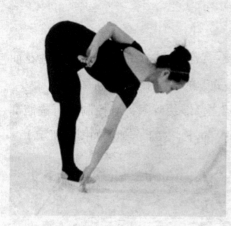

（图四）

步骤四：呼气，折叠髋部，慢慢俯身向前、向下，让右手落在右脚旁侧。

步骤五：吸气，延伸脊柱（如图四所示）。呼气，右手用力推地，让腹部、胸部、面部依次贴靠右腿（如图五所示）。

步骤六：在起身之前，首先呼气下沉气息，微微弯曲右膝。吸气，右手带动身体直立回正。呼气，落在右手，松开左手，换反方向练习。

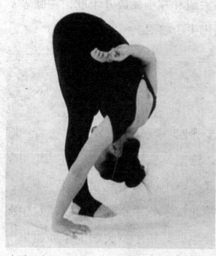

（图五）

九十四、半莲花伸展坐式

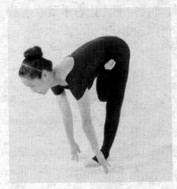

（图一）

步骤一：此体式在完成"单腿半莲花前屈伸展一式"的第四个步骤以后练习。

步骤二：缓缓呼气，有控制地折叠髋部俯身向前、向下，双手落地（如图一所示）。

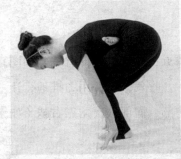

（图二）

步骤三：吸气延伸脊柱，呼气，弯曲左膝，让左大腿和左小腿成九十度，左膝盖不要超过左脚尖（如图二所示）。

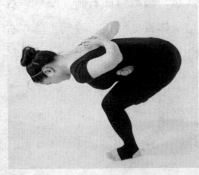

（图三）

步骤四：吸气，再次伸展腰背，呼气时，感觉气息顺着臀部达到左腿和左脚，双手撑地的力量越来越轻。吸气，慢慢抬起双手侧平举，也可以让双手在背后合掌，翻转手指尖朝上（如图三所示）。

步骤五：在控制的过程中，感觉右脚踝用力压在左大腿根部，右膝用力向下沉。

步骤六：呼气，松开双手落地，换反方向练习。

九十五、趾尖平衡式

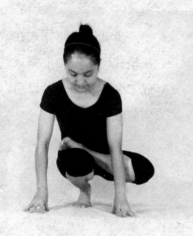

（图一）

步骤一：此体式在"单腿半莲花前屈伸展一式"的基础上完成。当做到"单腿半莲花前屈伸展一式"向下折叠的步骤以后，吸气，延伸脊柱，呼气，弯曲左膝，将臀部坐在左脚后跟上，左小腿和地面平行。此时应回勾右脚脚尖，感觉右脚踝用力压在左大腿上（如图一所示）。

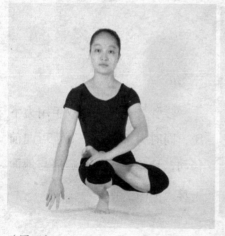

（图二）

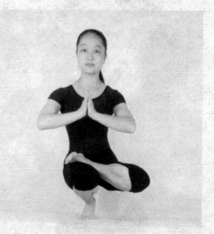

（图三）

步骤二：吸气，伸展腰背，感觉双手力度越来越轻（如图二所示）。慢慢地挺拔脊柱，双手离地，在胸前合掌。呼气，肩胛骨后旋下沉，双手用力互相挤压，身体的重心向下压实，保持平衡（如图三所示）。

步骤三：呼气，松开双手落地，吸气，蹬直左膝，含胸弓背慢慢起身。换反方向练习。

135

九十六、全莲花立坐

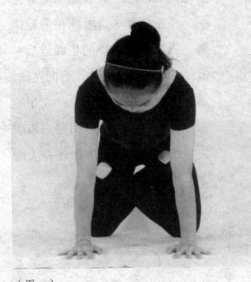

（图一）

步骤一：此体式在"全莲花坐式"的基础上完成。当完成"全莲花坐式"以后，双手向前落在双腿前方。

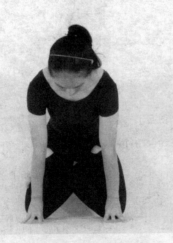

（图二）

步骤二：吸气，双手用力下压，同时臀部提高，双手可向前移动，让膝盖落地，腿部与地面垂直（如图一所示）。

步骤三：双手慢慢向后退到膝盖前方，在双手后退的过程中，臀部不能向后坐（如图二所示）。

步骤四：吸气，延伸腰部，两脚踝用力回勾，双脚的力量压在两大腿根部，臀部不断向前推，此时因为脚踝不断后压，臀部不断前推，身体变得稳定有力。

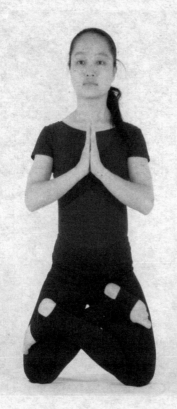

（图三）

步骤五：呼气，略微放松。再次吸气时，腰背挺拔，双手离地，胸前合掌。重复步骤四的力量不变，让两手掌互相挤压，增强身体的稳定状态（如图三所示）。

步骤六：呼气，松开双手落地，臀部向后坐，松开双腿，做反向练习。

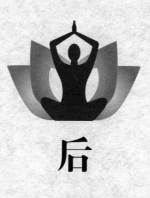

后弯类

九十七、人面狮身式

步骤一：俯卧在垫子上，双腿可以并拢，也可以分开与肩同宽，绷直脚背，让脚背、小腿和大腿贴实垫面。双手放在面部两旁，使小臂落地。

步骤二：吸气，延伸整条脊柱，感觉头顶和脚尖两端延伸，同时，两手肘用力压地，推起上半身，让大臂和地面垂直。

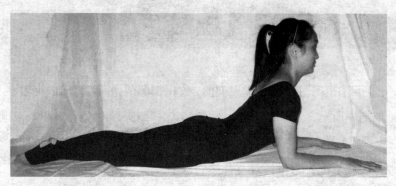

（图一）

步骤三：呼气，肩胛骨后旋下沉，力量推送到双手上，使双手下压的力量更充分（如图一所示）。

步骤四：吸气，让脚尖和头顶带动全身向两端伸展。呼气，慢慢放下上半身，回落垫面。

九十八、蛇伸展式

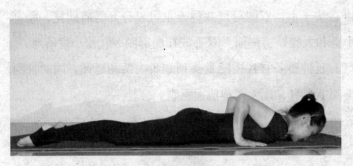

（图一）

步骤一：俯卧在垫子上。双手指尖朝前，放在胸部两旁。大臂向内夹紧，手肘内收（如图一所示）。

步骤二：双腿并拢，绷直脚尖向后延伸，同时伸展脊柱，头顶向前拉伸。呼气，肩胛骨后旋下沉，力量通过双臂达到双手。

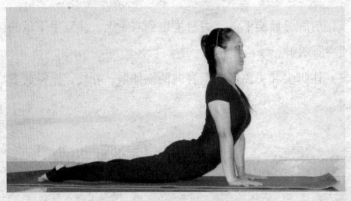

（图二）

步骤三：吸气，双手用力推地，推起上半身，注意在此处：双肩后展，胸腔前推，手肘内夹，手臂不要过度伸展，不要塌腰（如图二所示）。

步骤四：呼气，弯曲手肘，上半身慢慢落回垫面，根据自己的身体能力，选择重复的次数。

九十九、俯卧反手推地式

步骤一：俯卧在垫子上。翻转双手，让指尖朝向双脚的方向，双手放在肋骨两旁（在这里，双手越靠近肩膀越困难，越往下靠近腰部越简单），大臂向内夹紧，手肘内收。

步骤二：双腿并拢，绷直脚尖向后延伸，同时伸展脊柱，头顶向前拉伸。呼气，肩胛骨后旋下沉，力量通过双臂达到双手。

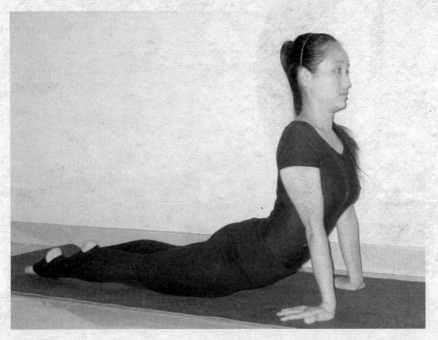

（图一）

步骤三：吸气，双手用力推地，推起上半身，注意在此处：双肩后展，胸腔前推，手肘内夹，手臂不要过度伸展，不要塌腰（如图一所示）。

步骤四：呼气，弯曲手肘，上半身慢慢落回垫面，根据自己的身体能力，选择重复的次数。

一百、祈阳式

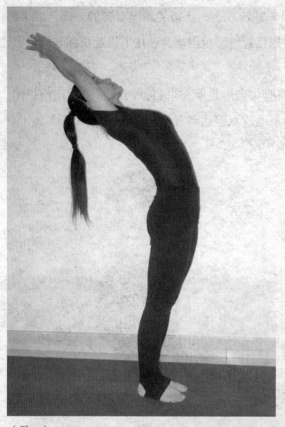

（图一）

步骤一：首先成"山式"站立，吸气，双手自身体两侧向上抬起，感觉双臂带动侧腰气息向上舒展，双手在头顶合掌。

步骤二：呼气，肩胛骨后旋下沉，脖颈向上延伸。吸气，感觉双手带动整条脊柱向上伸展。

步骤三：呼气时，脊柱在双臂的带动下慢慢向后仰，身体成一条弧形展开，双脚用力向下踩，感觉地面给予身体一个向上的力量，力量通过双腿达到臀部、腰部、背部和手臂，因此，此时的后弯并不仅仅是腰部的运动，而是整条脊柱的伸展（如图一所示）。

步骤四：吸气，身体回正，呼气，打开双手，回到"山式"站立。

一百零一、上犬式

步骤一：俯卧在垫子上，双腿可以分开与肩同宽，也可以并拢。回勾两脚脚尖，脚趾压实垫面，双手掌心向下放在胸部两旁，手指尖不要超过脚尖，手肘向内夹，大臂肌肉收紧。

步骤二：双脚用力蹬地，让膝盖和大腿离地。呼气放松双肩，使肩胛骨后旋下沉，气息力量推送到双手上。

步骤三：吸气，双脚用力蹬地，让大腿离地，同时双手用力压地，推高上半身，让脊柱向上伸展。

步骤四：此时保持顺畅的呼吸，双腿和地面平行，脊柱成弧形向上延伸，收紧腹部，切勿将力量压在后腰上，要感觉气息从双腿向上延伸至整条脊柱再到头顶（如图一所示）。

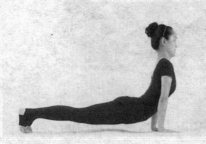

（图一）

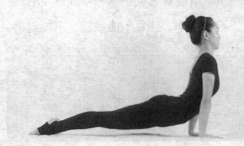

（图二）

步骤五：此步骤为提升练习，如果完成第四步以后仍觉得轻松，可以滚动两脚脚尖，让脚背压地，使双腿前侧得到更大的拉伸效果。（如图二所示）。

步骤六：呼气，放松双手和双腿，俯卧到垫子上。

一百零二、半蝗虫一式

步骤一：俯卧在垫子上，抬高髋部，双手掌心向上放在髋部下方。呼气，放松髋部，让髋部压在双手掌上，前额贴地。

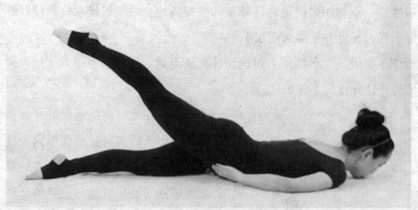

（图一）

步骤二：吸气，感觉头顶和脚尖两头延伸，呼气，双臂力度向下压，再次吸气时，将右腿向上抬高，绷直右脚尖，此时可改换为下颚贴地，感觉头顶和脚尖两端延伸（如图一所示）。肩胛骨后旋下沉。呼气落下右腿，换左腿练习。在"半蝗虫一式"的练习过程中，注意不能塌腰，不能耸肩，要感觉身体成弧形向上舒展。

一百零三、半蝗虫二式

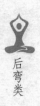

步骤一：此体式第一个步骤和"半蝗虫一式"的第一个步骤相同。

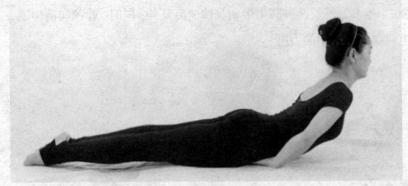

（图一）

步骤二：吸气，感觉头顶和脚尖两端延伸，呼气，肩胛骨后旋下沉。再次吸气时，感觉气息顺着脊柱达到脖颈，最终送至头顶，头顶牵引上半身向上扬（如图一所示）。双脚等同用力，向后伸展。

步骤三：呼气，气息放松，身体回落。可根据自身能力，选择重复的次数。

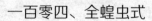
一百零四、全蝗虫式

步骤一：俯卧在垫子上。双手掌心向下放在臀部两旁，双脚分开与肩同宽。

步骤二：吸气，感觉两脚脚尖带动身体向后延伸，同时，脖颈向前伸展，身体产生两端反向拉伸的力度。

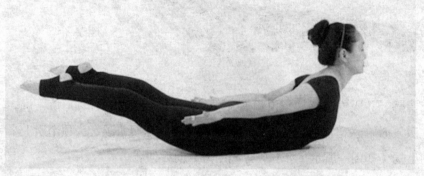

（图一）

步骤三：呼气，略为放松。再次吸气时，将步骤二中两端拉伸的力量释放出来，让双腿和上半身同时抬高，并且继续向两端延长，双手配合抬高，指尖向后延伸（如图一所示）。

步骤四：此体式可以配合呼吸，吸气起身，呼气落下，重复练习。也可以保持在步骤三的状态下，吸气时增强伸展的力度，呼气时略为放松，保持几个呼吸。

步骤五：呼气，放松全身，俯卧在垫子上。

148

一百零五、简易桥式

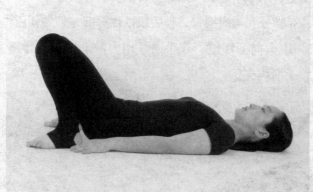

步骤一：仰卧在垫子上，双手掌心向下放在身体两旁。弯曲双膝，双脚分开与肩同宽，小腿与地面垂直，脚尖朝前（如图一所示）。

（图一）

步骤二："简易桥式"和"标准桥式"的区别在于，我们借助手压地的力量，给身体形成一股上托的气息，并且不像"标准桥式"一样用手推腰，而是不断感受根基力度下沉，气息上托的状态。因此，在第二步骤中，

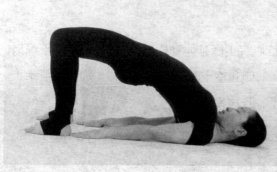

首先呼气，双脚用力踩地，两手臂也用力压向地面，此时能感觉到地面给予身体的上托的力量，再配合吸气，将这股上托的力量释放出来，让臀部抬高，腹部上送，胸腔打开向上扩张（如图二所示）。

（图二）

步骤三：呼气，慢慢放松双脚和双臂，身体自然下落，回到垫面。

一百零六、手托腰桥式

步骤一：仰卧在垫子上，双手掌心向下放在身体两旁。

步骤二：弯曲双膝，双脚分开与肩同宽，脚后跟抵住臀部，脚尖朝前。

步骤三：吸气，双脚用力向下踩地，双手同样用力向下压，使臀部抬高，让双手托住后腰，手肘内夹。

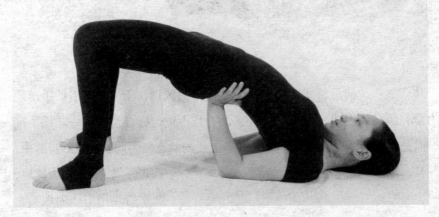

（图一）

步骤四：在保持此体式时，吸气不断延伸脊柱，呼气双脚力度向下踩地，使脊柱向上伸展，感觉到大腿前侧和整个腹部前侧的延伸（如图一所示）。

步骤五：呼气，松开双手，身体慢慢回落。

一百零七、手交握桥式

步骤一：此体式在"桥式"的基础上完成。

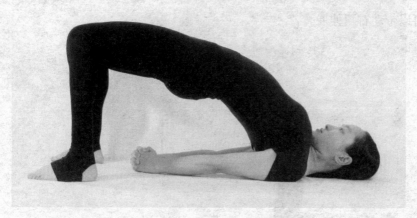

（图一）

步骤二：呼气，双脚用力向下踩地，使臀部更多地向上抬起，同时，松开双手，双手十指交握，向下压地（如图一所示）。

步骤三：在保持体式的过程中，吸气，双臂用力伸展，呼气时，双脚用力向下踩地，双手同时用力下压垫面，使身体得到向上托起的力量，感觉大腿前侧和腹部前侧得到拉伸的力度。

步骤四：呼气，松开双手，将臀部慢慢落回垫面。

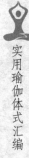
一百零八、单腿桥式

步骤一：此体式在"标准桥式"的基础上完成。

步骤二：将左脚往右脚的方向挪动一步。吸气，弯曲右膝，右大腿尽量去贴靠胸腹部。回勾右脚脚尖，感觉气息力度推送至脚后跟，脚后跟随时都可以带动右腿伸展。

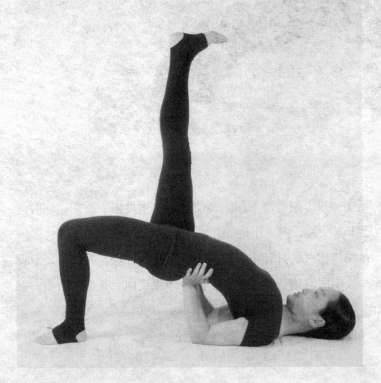

（图一）

步骤三：呼气，略微放松。再次吸气时，脚后跟带动右腿向上蹬，右腿与地面垂直（如图一所示）。

步骤四：呼气，慢慢放下右腿，换左腿练习。双腿完成以后，松开双手，臀部落回垫面，可接"炮弹式"放松。

一百零九、新月式

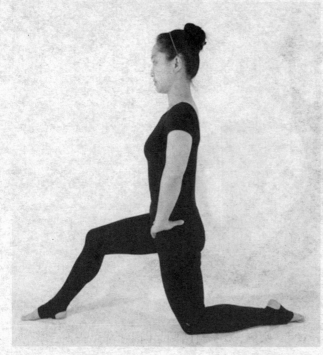

（图一）

步骤一：以右腿在前为例。单膝跪地，右腿向前伸直，双手扶住大腿根部，此时感觉左髋和右髋高低一致，下腹部朝向正前方（如图一所示）。

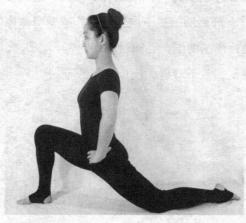

（图二）

步骤二：呼气，弯曲右膝，臀部向前推、向下沉，使后方左腿伸展，感觉到左大腿根部和前侧的延伸。右膝弯曲的最佳状态为：膝盖在脚踝的正上方（如图二所示）。

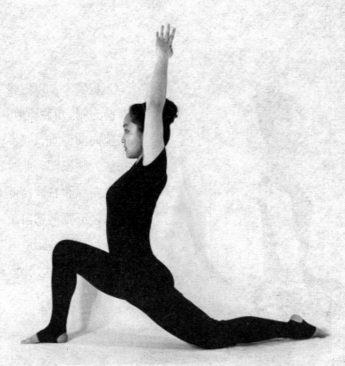

（图三）

步骤三：呼气，松开双手。吸气，双手自两侧起向上抬高，头顶合掌（如图三所示）。

步骤四：呼气，重心下沉，感觉左脚尖用力向后延伸。吸气，指尖带动身体向上伸展，再次呼气，脊柱在舒展的前提下向后弯曲，感觉身体像弧形一样展开，左脚尖和手指尖是弧形的两端，在同时伸展。

步骤五：吸气，身体回正，呼气，放下双臂，换反方向练习。

一百一十、骆驼式

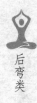

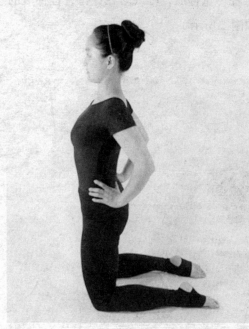

（图一）

步骤一：跪立在垫子上，双膝分开，与胯同宽，大腿和地面垂直，骨盆保持中立，脊柱向上延长。

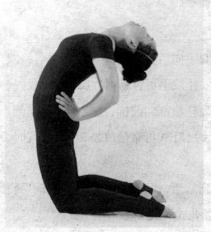

（图二）

步骤二：呼气，肩胛骨后旋下沉，双手放在腰后，托住后腰，手肘向内夹（如图一所示）。

步骤三：吸气时延伸整条脊柱，呼气，随着双腿下沉的力度，使上半身慢慢向后倾斜，感觉头顶带动整个上半身以及大腿往斜上方延长。在此处，不断配合呼吸，吸气时感觉脊柱尽量伸展，呼气时在保持脊柱伸展的前提下，慢慢增强后弯的幅度（如图二所示）。

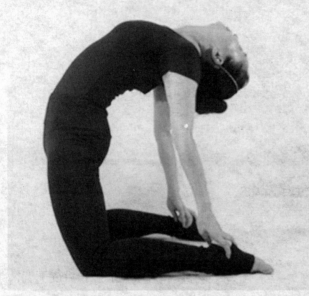

（图三）

步骤四：如果可以的话，慢慢松开双手向后抓住两脚后跟，也可将双脚勾起来，脚尖踩地，抬高脚后跟的高度，让双手更容易抓住脚后跟。吸气，去找寻脊柱伸展的状态，呼气时收紧臀部，让腹部向前推，感觉到大腿前侧、腹部、胸部、颈部前侧的延伸（如图三所示）。呼气可略微放松，再次吸气时，让伸展的感觉更加充分。

步骤五：呼气，双手放松，依次回到后腰，吸气时，用双手推动后腰的力度，让身体回正，松开双手，成"婴儿式"放松。

一百一十一、鸽子拉伸式

步骤一：此体式在完成"鸽子式"的基础上了练习。弯曲左膝，身体向转动，右手握住左脚尖。

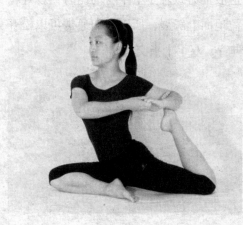

步骤二：吸气，伸展左臂，用左手肘窝卡住左脚尖的位置。双手可在体前交握，身体朝向四十五度角（如图一所示）。

（图一）

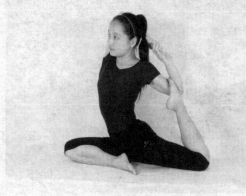

步骤三：如果完成步骤二以后仍觉得有能力继续，则吸气，延伸脊柱，将右手肘向上提，感觉右侧身气息向上舒展。呼气，低头，将头部钻过右手下方。

（图二）

步骤四：再次吸气时，挺拔背部，昂起头，平视前方。呼气，双肩下沉，双腿气息放松（如图二所示）。

步骤五：吸气，松开右手，呼气，放下左腿，换反方向练习。

右弯类

一百一十二、简易单腿鸽王式

步骤一：此体式在"鸽子式"的基础上了练习。以弯曲右膝为例。双手撑在右腿两旁，吸气，弯曲左膝，左手从外侧握住左脚背，回勾左脚脚尖，使左脚背对左手掌产生一个推力，这股推力减轻了上半身的压力，就好像有人拉住我们的左手，使身体能轻盈地向上舒展，所以我们通常可以松开前方撑地的右手，同时向后握住左脚背，双手十指交握。

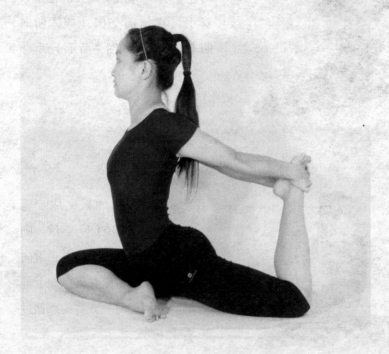

（图一）

步骤二：吸气，延伸脊柱。呼气时，左脚用力向后延伸，给身体提供一个向上拉伸的力量，挺直脊柱，头顶上送（如图一所示）。此时腰部通常是没有压力的。

步骤三：呼气，松开右手，再松开左手，俯身放松，换反方向练习。

一百一十三、单腿鸽王一式

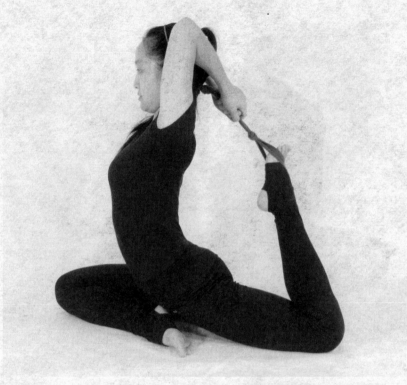

（图一）

步骤一：此体式在"单腿鸽子式"的基础上练习。当完成"单腿鸽子式"以后，首先用瑜伽带套住左脚背（如图一所示）。（此处建议大家用瑜伽带辅助的原因在于：如果不用瑜伽带，则是让左手抓住左脚尖，然后翻转左肩让身体朝向正前方，这样做的弊端起码有两点：一是柔韧性弱的练习者几乎无法翻转，导致无法尝试这一体式；二是如上述方法翻转腰和肩，翻转空间极小，很容易使腰部和肩部受伤。）右手撑在右大腿外侧，左手抓住瑜伽带，翻转左手肘朝前，使左小腿向上竖起来。

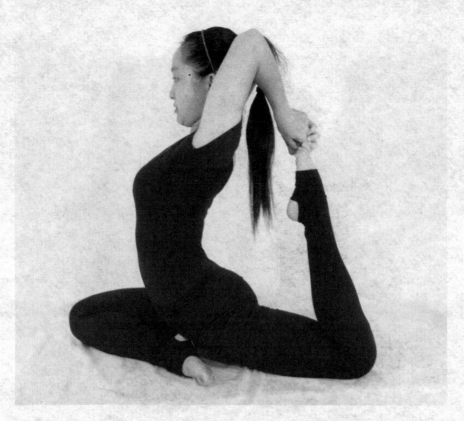

（图二）

步骤二：髋部摆正，吸气，延伸脊柱向上，此时不能塌腰，呼气时，松开撑地的右手向后，握住瑜伽带。双手抓紧瑜伽带，在伸展脊柱的前提下，双手慢慢向后移动，直到双手握住左脚尖。这个过程也许相对漫长，但只要配合呼吸，在吸气时伸展，呼气时向后移动双手，则可做到最终抓脚趾的状态。

步骤三：呼气，慢慢松开右手，右手撑地，再松开左手，身体向前折叠，放松腰背，做反方向练习。

一百一十四、单腿鸽王二式

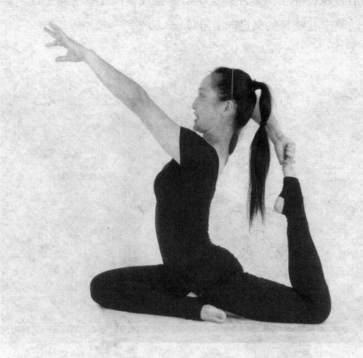

（图一）

步骤一：此体式在"单腿鸽王一式"的基础上练习。当完成"单腿鸽王一式"以后，呼气，双肩下沉，吸气时松开左手向上延伸（如图一所示）。

步骤二：呼气，重心下压，使身体更加稳定，吸气，增强手臂和脊柱的伸展状态。如果还有能力的话，可以在呼气时，让胸腔向外扩张，仰头向后，使头和左脚趾靠在一起。

步骤三：呼气，弯曲左手肘，回到"单腿鸽王一式"，按一式的结束方法解开体式。

一百一十五、单腿鸽王三式

步骤一：此体式在完成"单腿鸽王一式"的基础上练习。当完成"单腿鸽王一式"后，保持左手抓紧左脚尖不动。吸气，松开右手向上延伸，感觉右手臂带动整个右侧身的气息向上舒展。

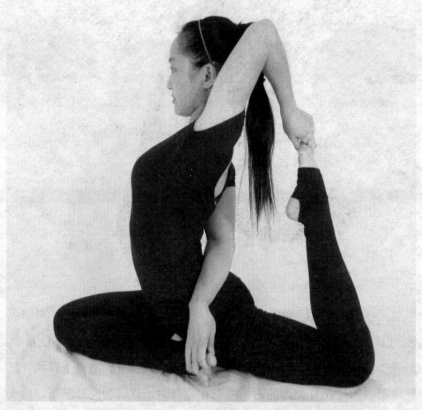

（图一）

步骤二：呼气，右手绕过后腰握住右脚尖（如图一所示）。吸气时，让脊柱尽量向上延伸，肋骨下缘回收，不要塌腰，也不要将腹部向前推，使整条脊柱均衡受力。

步骤三：呼气，松开右手，右手撑地，松开左手，回到"鸽子式"，向前俯卧放松，换反方向练习。

一百一十六、轮式

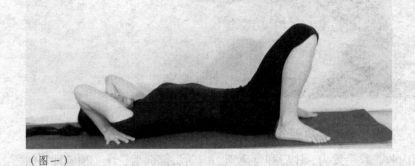

（图一）

步骤一：仰卧在垫子上。双手向后放在肩膀上方，翻转指尖朝向双脚的方向，五指大张开，虎口压实。弯曲双膝，双脚分开与髋同宽，脚尖朝前。小腿相互平行，两手臂也保持相互平行（如图一所示）。

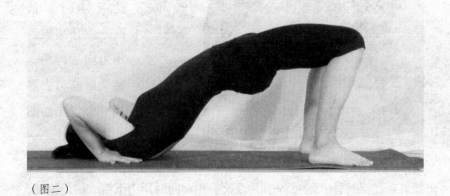

（图二）

步骤二：呼气，双脚力度下沉，吸气，双脚用力踩地，将臀部抬离地面（如图二所示）。

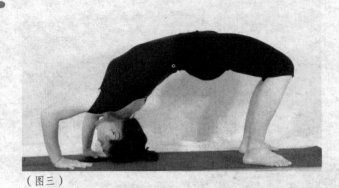

（图三）

步骤三：再次呼气，肩胛骨后旋下沉，力量推送到两手臂和两手掌上，手肘略微内收，双手发力，让肩胛骨离地，滚动头部向后，让头顶着地（如图三所示）。

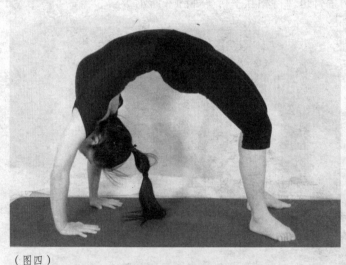

步骤四：将第二个步骤和第三个步骤的发力感觉同时运用，让身体向上抬高，头顶离地，用力向后仰头，感觉后脑勺去寻找肩胛骨（如图四所示）。

（图四）

步骤五：在保持体式的过程中，感觉手和脚同时用力下沉，扩展胸腔，整条脊柱、每一截椎体都在平均受力扩展。

步骤六：呼气，弯曲手肘和膝盖，头回正，慢慢放下身体，做"炮弹式"团身放松。

一百一十七、单腿轮式

步骤一：此体式在"轮式"的基础上完成。以伸展右腿为例。当完成"轮式"以后，保持双手和双腿用力下压的力度，将左脚移动到两脚中间的位置。

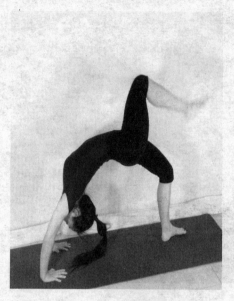

（图一）

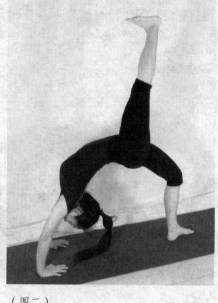

（图二）

步骤二：吸气，弯曲右膝，尽量用右大腿去贴近腹部，同时，双手和左脚的力量继续下沉，感觉整条脊柱在向上扩展。呼气，略微放松。再次吸气时，回勾右脚，让右脚后跟带动整条右腿向上舒展，尽量让右腿和地面垂直。

步骤三：呼气，弯曲右膝，落下右腿，换左腿练习。

一百一十八、头点地后屈伸展一式

步骤一：仰卧在垫子上，让手肘撑地，将上半身略微抬高。呼气，肩胛骨后旋下沉，力量推送到双手上。

步骤二：吸气，延伸脊柱，扩展胸腔，蜷曲脖颈向后，用后脑勺去寻找肩胛骨。呼气，头顶落地。

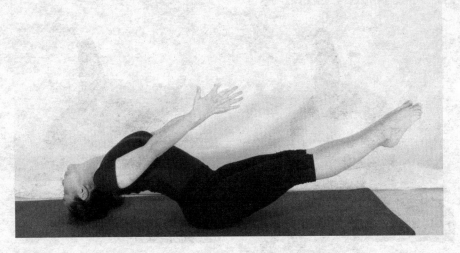

（图一）

步骤三：头顶和双手共同用力保持身体向上挺拔的力度，吸气，双腿并拢向上抬高，感觉脚尖带动双腿向斜上方延长。

步骤四：如果完成了第三个步骤仍觉得有能力继续，则将腰部、腹部、胸部尽量向上扩展，感觉双手力量越来越轻，最后将双手离地，双臂和双腿平行，掌心相对，让指尖带动双手向斜上方延伸（如图一所示）。

步骤五：呼气，落下双腿，双手落地，手肘撑地，上半身略微抬高，吸气，伸展脊柱，头回正，呼气，落下上半身，做"炮弹式"团身放松。

一百一十九、头点地后屈伸展二式

步骤一：此体式在完成头"点地后屈伸展一式"的前提下继续练习。当完成"头点地后屈伸展一式"的第四个步骤以后，吸气延伸脊柱，双手在体前合掌。

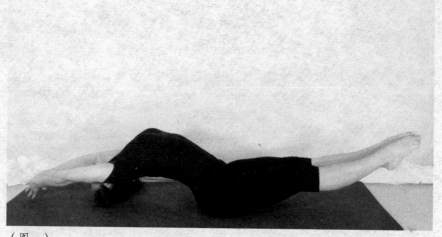

（图一）

步骤二：呼气，肩胛骨后旋下沉，胸腔和腰部更加有力地向上扩展。吸气，双手举过头顶，让双手放在头顶前端的垫子上。此时感觉脚尖和指尖带动身体两端延伸。

步骤三：呼气，落下双腿，双手落地，手肘撑地，上半身略微抬高，吸气，伸展脊柱，头回正，呼气，落下上半身，做"炮弹式"团身放松。

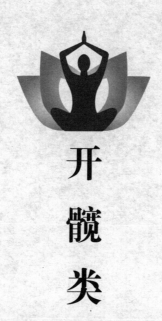

开髋类

一百二十、开髋一式

步骤一：此体式从"下犬式"进入。

步骤二：吸气，将左脚踩到左手外侧，呼气时，右膝和右脚背落地。

步骤三：吸气，感觉的整条脊柱延伸，气息从腹部集聚，然后随呼气送到头顶和脚尖，感觉头顶和脚尖分别往两个方向延伸。

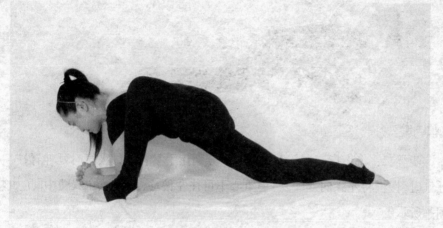

（图一）

步骤四：吸气将左臂向上伸展，这样做的目的，是为了将左大腿根的气息尽量多的排出，然后随着呼气，更好地使身体下沉，左手肘着地。随着下一次呼气，右手肘落地，双手十指交握（如图一所示）。

步骤五：保持在这个位置上，在吸气时不断调动气息伸展，使体式各处的气息郁结全部排出，呼气时增强身体的下沉力度，更好地展开这个髋关节。

171

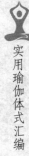
一百二十一、开髋二式

步骤一：此体式在"开髋一式"的基础上练习，具体方法可参见开髋类"开髋一式"的讲解。

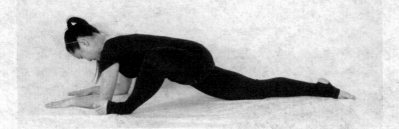

（图一）

步骤二：将十指交握的双手分开，分别让手掌着地，吸气时延伸脊柱，呼气时，慢慢将左膝向外展开，但重心不可往左偏移，始终放在双腿中间（如图一所示）。

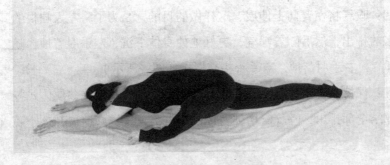

（图二）

步骤三：在吸气时感觉到脊柱的延伸，气息向头和脚伸展，呼气时，双手慢慢向前延伸，将气息的伸展感觉牵引至双手的手指尖和右脚尖（如图二所示）。

步骤四：保持在这一状态上，使气息平顺，重心平稳，逐步加强下沉的力度，使髋关节得到更强的锻炼。

一百二十二、开髋三式

步骤一：从"下犬式"进入。

步骤二：吸气时，将左腿向前收，放到右手内侧。呼气时，将右膝和右脚背落地。

步骤三：吸气延伸脊柱，身体各部分气息顺畅，并无郁结之感。然后随呼气，将左膝慢慢向外摆，在此过程中，身体可能出现疼痛。我们需要不断调整呼吸，使气息平顺，肢体随气息的流动变得松弛，最终，整个左膝、左小腿落地，左小腿与双手在一条线上（如图一所示）。

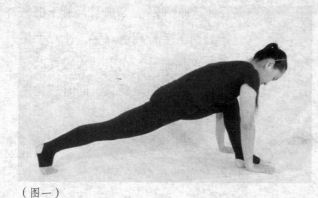

（图一）

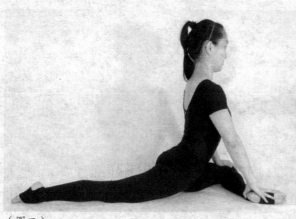

（图二）

步骤四：吸气，让右手按压左脚踝，左手按压右小腿，呼气时双手同时向下用力，身体得到一个上托的力量（如图二所示）。

步骤五：在一呼一吸间，不断感觉重心的下沉和脊柱的上扬。因为配合了气息，所以肢体得到了尽可能地放松，保持的时间会大大增加。

一百二十三、鸽子式

步骤一：此体式从"下犬式"开始。吸气向前收右腿，右小腿和脚背落地，左手将右小腿肌肉向外拨开，让右膝弯曲的幅度更大。双手撑在右腿两旁，重心在身体中间，左膝和脚背落地。

步骤二：当完成第一个步骤后，不要感觉后腰承受过大的压力。而应该去体会：双手压在腿的两旁，吸气时整条脊柱延伸，呼气，肩胛骨后旋下沉，气息通过两条手臂到达双手，让双手撑地的力量更加充分。在下一次吸气时，脊柱则更有力量向上延长。同时感觉左腿向后延伸（如图一所示）。

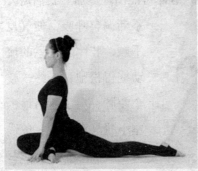

（图一）

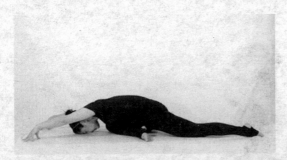

（图二）

步骤三：吸气感觉头顶向上延伸，呼气，双手慢慢向前伸展，十根手指着地，手臂离地，尽量让手臂、肩、背部和腰部保持在同一平面（如图二所示）。

步骤四：呼气，低头，前额点地，在这儿感觉手和脚往两端延伸，不要将压力放在某一个局部。

步骤五：吸气，推起身体，双手撑在右腿两旁，勾左脚，膝盖离地，右腿向后退回"下犬式"，换反方向运行。

一百二十四、束角式

步骤一：坐立在垫子上，弯曲双膝，让两脚掌相对，用双手拨开臀大肌，使坐骨坐实垫面。

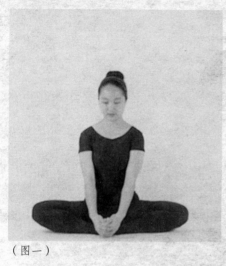

步骤二：双手抱住两脚背，将脚跟后尽量往内收去贴近会阴（如图一所示）。达到自己内收的最大极限时，吸气延伸脊柱，呼气，双膝用力向下沉。

（图一）

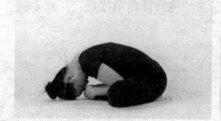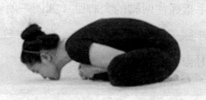

（图二）

步骤三：再次吸气，让脊柱向上挺拔，呼气，折叠髋部，让上半身慢慢向前延伸。此处有两种做法：一是拱起腰背让头顶或前额落地（如图二所示）。二是保持脊柱的伸展，让腹部、胸部、面部平正的向下折叠，使上半身始终在同一平面上，最终让前额或下巴贴地。

步骤四：吸气，含胸拱背慢慢起身。

一百二十五、射箭式

步骤一：首先完成"手杖式"，此处参见"坐立体式手杖式"的讲解。

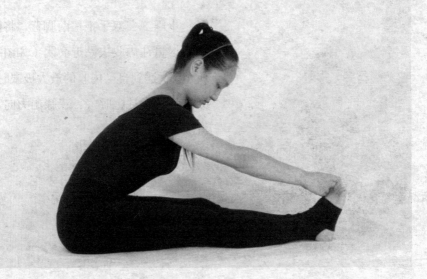

（图一）

步骤二：吸气延伸脊柱，呼气时尽量多的将身体向前推进，让双手的三根手指抓住两脚的大脚趾（如图一所示）。

步骤三：吸气延伸脊柱，呼气时放松双臂，感觉气息推送到双手上，但此时力量含而不发。

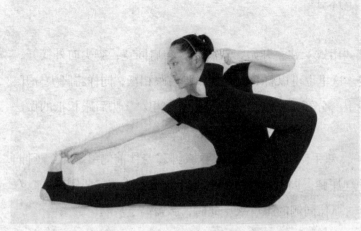

（图二）

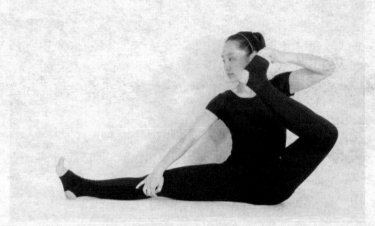

（图三）

步骤四：再次吸气，左手用力将左腿拉高，尽量拉至左耳旁侧（如图二所示）。此时，不仅是手在用力，在吸气的过程中，感觉左腿腿根自主用力向上收，膝盖向后送，同时，腹部力量在不断的呼吸中，尽量加强与释放，最好的感觉是左手不费太大的力，而左腿自主抬起。如果在此步骤觉得有困难，可以如（图三）所示，将右手扶在右膝内侧，减少拉伸的幅度。

一百二十六、花环式

步骤一：从"山式"站立开始，双脚分开与肩同宽，脚尖向外摆开，双脚呈一条直线。这里也可以将双脚并拢，脚后跟相抵，同样将脚尖分开，双脚在一条直线上。分开双脚与肩同宽的做法，相对于脚后跟相抵的做法更简单。

步骤二：吸气，双手侧平举，手臂往两端延长，身体前侧尽量向上延伸。

步骤三：呼气屈膝，同时倾斜身体向前、向下，膝盖向两侧展开，双手绕过小腿前方。抓住同侧的脚后跟。此时，膝盖高于肩膀。

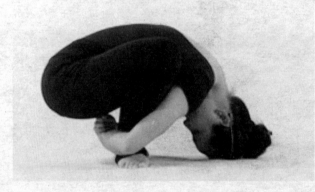

（图一）

步骤四：吸气，延伸脊柱和两大腿根部。呼气时，双手用力抓住脚后跟，让头顶和臀部同时用力下沉，高高拱起背部（如图一所示）。再次吸气时，头顶和臀部同时抬高，往两端伸展，呼气时双手用力拉动脚后跟，使头顶和臀部再次向下沉，感觉大腿根部的挤压和髋部的展开。

步骤五：吸气，抬头，松开双手，慢慢蹬直膝盖，直立身体。呼气，落下双手。

一百二十七、敬礼式

步骤一：双脚分开与肩同宽，脚尖向外摆。吸气，双手从前向上举过头顶，在头顶合掌。保持左髋和右髋高低一致，骨盆中立。

步骤二：呼气，弯曲双膝，同时俯身向前、向下，两手肘抵住膝盖内侧。

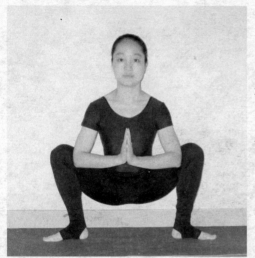

步骤三：吸气，延伸脊柱，同时双手用力互相挤压，力量通过两条手臂，到达手肘，让手肘的力量推动双腿向外摆开（如图一所示）。

（图一）

步骤四：呼气，双手向前伸展，指尖带动整条脊柱尽量向前延伸（如图二所示）。

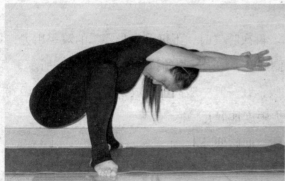

步骤五：吸气，重复第三个和第四个步骤。根据自己的身体能力重复几次以后，吸气，蹬直膝盖，身体回正。

（图二）

一百二十八、仰卧束角式

步骤一：仰卧在垫子上。吸气曲双膝，两脚掌相对。双手握住两脚脚背。

步骤二：呼气，双手用力，将两脚往腹部方向按压，此时能感觉到两大腿的拉伸。

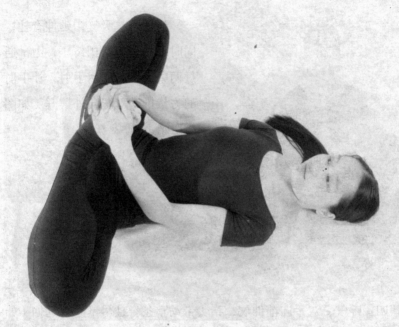

（图一）

步骤三：吸气放松身体。再次呼气时，不仅重复步骤二的双手用力，同时，两大腿自主用力往旁侧展开，增强腿根的拉伸力度（如图一所示）。

步骤四：保持匀称的呼吸，在一呼一吸间配合放松与用力，尽量做到一次比一次的力量更大，最大限度地展开腿根韧带。

步骤五：呼气，放松身体，回归仰卧。

一百二十九、瑜伽拐杖式

步骤一：以弯曲左膝为例。首先成"直角坐姿"。吸气，弯曲左膝，手帮忙将左脚向上翻转，使左小腿和地面垂直。呼气，将重心向左倾斜，让左大腿落地，此时双手更有力量向上翻转左小腿（如图一所示）。

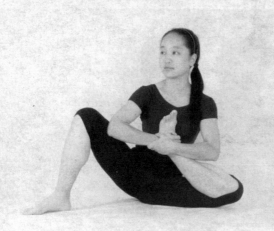

（图一）

步骤二：右手控制住左脚的位置。吸气，左手向上延伸，感觉左手带动整个左侧腰的气息向上送。呼气，将左大臂、更好的是左边腋下，放在左脚掌上。此时可互握双手，保持左腿的稳定（如图二所示）。

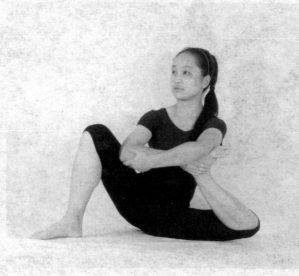

（图二）

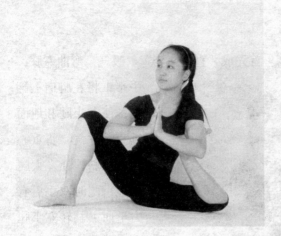

（图三）

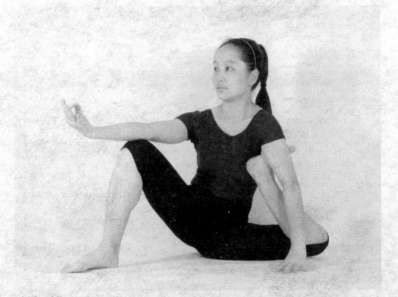

（图四）

步骤三：吸气，弯曲右膝，右脚掌踩地，右大腿和右小腿成九十度。此时如果还有能力继续，可以呼吸时松开双手，变为合掌（如图三所示）。双手用力互相挤压，增强腰腹部的控制力。呼气时，根基力度下沉，脊柱向上舒展，慢慢松开双手，让左手落地，右手成智慧手印放在右膝盖上。眼睛看斜方四十五度角（如图四所示）。

步骤四：收回双手，呼气，慢慢放下左腿，换右腿练习。

一百三十、腿绕头式

步骤一：以左腿后绕为例。首先成"直角坐姿"，吸气弯曲左膝，右手握住左脚尖，让右臂和左腿形成一个圆形。

步骤二：吸气，延伸左臂，呼气，将左手从圆形中间穿过，撑在右大腿内侧。吸气，延伸脊柱，右手带动左腿向上延伸，此时尽量让左大腿放在左肩膀后侧。

步骤三：呼气，放松身体，吸气，拉伸脊柱，呼气低头，下颚贴锁骨窝，弯曲左膝，绕过头部，放在后脑勺后方。松开右手，落在右大腿外侧撑地。

步骤四：吸气，尽量抬头扩胸，延伸背部，使后脑勺、肩膀和颈部产生一股上托以及后压的力量，让左腿尽量向后展开。

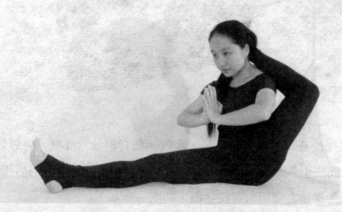

（图一）

步骤五：回勾右脚脚尖朝向天花板，双手撑地，呼气，感觉根基力度下沉，同时肩胛骨后旋下压，感觉力量通过两条手臂到达手掌心，使核心力度更稳定。如可以的话，慢慢松开双手，胸前合掌（如图一所示）。

步骤六：吸气，抬起右手握住左腿，慢慢低头，让左腿从头后落下，换方向练习。

一百三十一、睡佛式

步骤一：此体式在"头绕腿式"的基础上完成。

步骤二：当完成"头绕腿式"以后，双手在右大腿两旁撑地，吸气延伸脊柱，呼气，身体慢慢向后躺，同时弯曲右膝，右脚掌踩地，右大腿和右小腿成九十度。

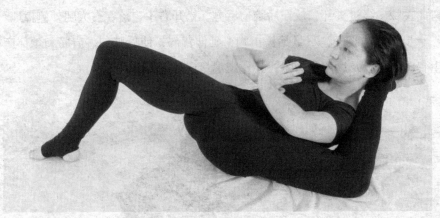

（图一）

步骤三：慢慢松开双手在胸前合掌。吸气，腰背挺拔，呼气，肩胛骨后旋下沉，使背部产生一股下压的力量沉于左腿，使左腿能更充分的后压，在此过程中，始终保持右脚用力踩稳垫面（如图一所示）。

步骤四：呼气松开双手落在体侧，吸气，双手用力撑起身体，按照"头绕腿式"的第六个步骤，解开体式。

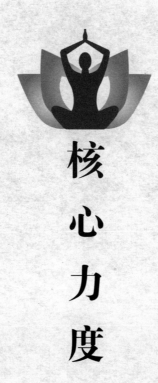

核

心

力

度

一百三十二、仰卧双腿交叉击打

步骤一：仰卧在垫子上，双手的放置方法有两种选择：一是双手十指交握抱着后脑勺。二是双手掌心向下放在身体两旁。第二种方法比第一种简单。

步骤二：先做一次呼气，让身体气息平正的向下沉于垫面，然后随下一次吸气，将双腿抬高与地面成九十度。

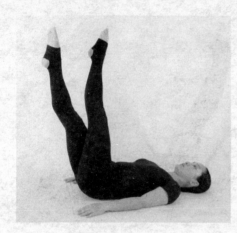 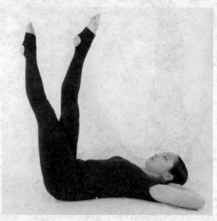

（图一）　　　　　　　　（图二）

步骤三：保持双腿伸展，配合自然匀称的呼吸，双腿交叉击打大腿内侧。在交叉击打的过程中，双腿始终打直，两大腿分开十到二十公分左后，交错击打大腿内侧，此时要避免膝盖的相互碰撞（如图一、图二所示）。

步骤四：根据自我身体能力，可选择将双腿与地面的角度变换至六十度、四十五度或三十度。完成以后，呼气慢慢放下双腿。

一百三十三、仰卧控腿三个角度

步骤一：与"仰卧双腿交叉击打"的仰卧方式与双手摆放方式相同，可参照"仰卧体式"中"仰卧双腿交叉击打"第一步骤完成。

步骤二：首先呼气，感觉整体身体气息都向下沉，臀和腰背平正地沉于垫面。

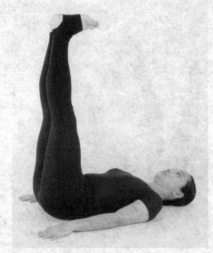

（图一）

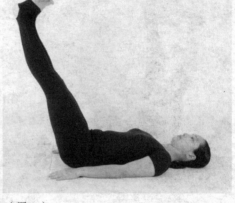

（图二）

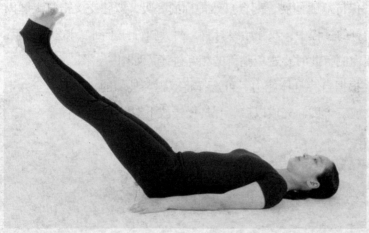

（图三）

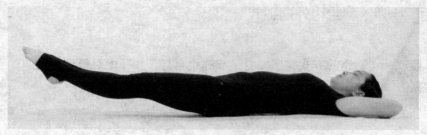

（图四）

步骤三：再次吸气时，感觉气息贯通整个身体，头顶向上延伸，同时，气息推送到脚趾，回勾脚尖，脚后跟向前推送，由贯通到脚后跟的气息形成一个向上拉伸的力度，双腿随这股力量向上抬起。通常先抬起到九十度，（如图一所示）。然后呼气，保持腰背沉于垫面，慢慢将双腿下压至六十度（如图二所示）、四十五度（如图三所示）或三十度（如图四所示）。

步骤四：呼气，慢慢地放松身体，双腿回落垫面。

一百三十四、斜坐内外摆腿式

步骤一：斜坐的方式参照"斜坐双腿蹬自行车式"中对斜坐方式的详细讲解。

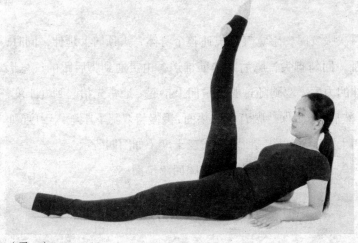

（图一）

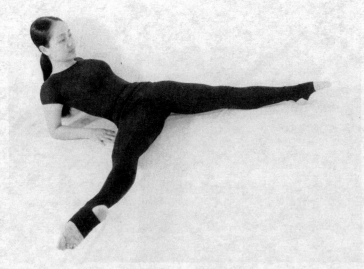

（图二）

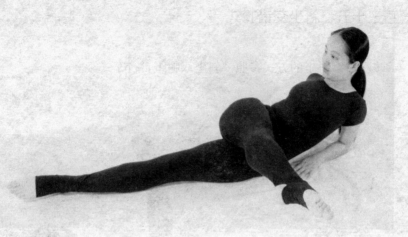

（图三）

步骤二：保持斜坐的状态，以右腿为例，吸气，向上抬高右腿（如图一所示）。呼气时，右腿向外侧摆开（如图二所示）。

步骤三：吸气，配合双手下压的力量，让右腿抬高回到与地面垂直的状态（如图一所示）。

步骤四：呼气，右腿向内侧摆动，保持左右腿成九十度，脚尖力量向前延伸。

步骤五：吸气，腿回正，呼气放下右腿，重复另一侧。

此体式的关键在于：在练习的过程中，始终寻找斜坐时根基气息下沉的力度，保持脊柱拥有拉伸的气息力量。

一百三十五、斜坐交错膝式

步骤一：斜坐的方式参照"斜坐双腿蹬自行车式"。

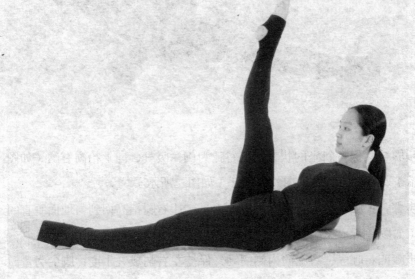

（图一）

步骤二：吸气，抬高右腿（如图一所示）。

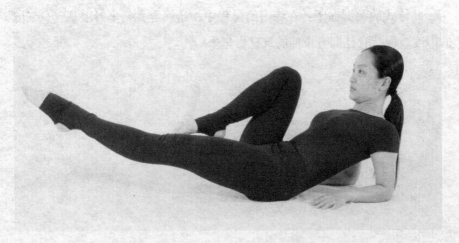

（图二）

192

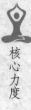

步骤三：呼气，弯曲右膝。吸气，抬高左腿，此时，右脚尖和左膝相触（如图二所示）。

步骤四：呼气，双手力度下沉，气息随脊柱上送至头顶。

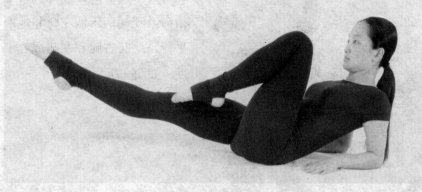

（图三）

步骤五：吸气，弯曲左膝，打直右腿，使左脚尖与右膝相触。一次重复（如图二所示）。

此体式的关键与所有斜坐体式的注意要点一样，始终寻找根基下沉与脊柱上送的相对力度。

一百三十六、斜坐单腿蹬自行车式

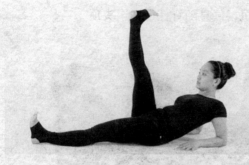

（图一）

步骤一：可以仰卧或斜卧练习。吸气，双腿并拢，向上抬高。呼气，压低左腿和地面平行，此时右腿和左腿成九十度（如图一所示）。

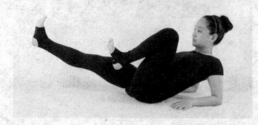

（图二）

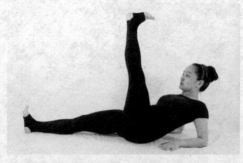

（图三）

步骤二：吸气，延伸脊柱，呼气时，打直右腿向下压，吸气弯曲左膝，左大腿贴近胸腹部（如图二所示）。当右腿和地面平行时，向上伸展左腿，此时左腿在上，两腿同样成九十度（如图三所示）。以此重复，呼气落下左腿，屈右膝，右大腿贴近胸腹部，当左腿和地面平行时，向上抬高右腿。在单腿蹬自行车的过程中，始终要注意，当一条腿在下方和地面平行时，另一条腿肯定与它成九十度，根据自己的身体情况选择重复次数。

一百三十七、头碰膝交错起坐式

步骤一：仰卧在垫子上，双手掌心向下放于体侧，呼气，使整个身体气息都向下沉。

步骤二：吸气，双腿抬高于地面成二十度。

步骤三：呼气，将臀部、后腰、背部力度向下沉。吸气，弯曲右膝，右大腿尽量贴紧胸腹部。

步骤四：呼气，起身，双手十指交握抱住右小腿。

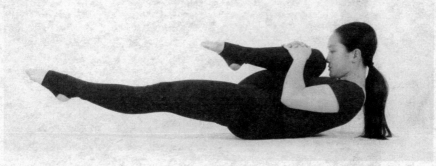

（图一）

步骤五：吸气延伸脊柱，再次呼气时，双手用力下压右腿，同时下颚贴锁骨窝，面部或前额碰右膝（如图一所示）。

步骤六：吸气，松开双手，身体回落垫面，双腿并拢，保持与地面成二十度，反方向练习。

步骤七：根据自己的身体能力，重复几次，然后呼气放松身体，回落垫面，仰卧放松。

一百三十八、仰卧双腿蹬自行车式

步骤一：这一步骤和"仰卧双腿交叉击打"相同。

步骤二：首先呼气，使腰背气息下沉，此时后腰尽量保持贴实垫面，不可向上拱起。

步骤三：吸气，双腿慢慢向上抬高，双腿与地面成九十度。

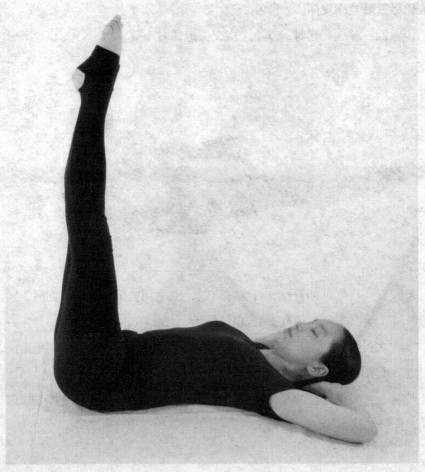

（图一）

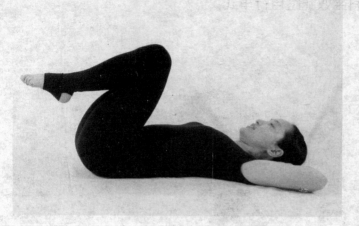

（图二）

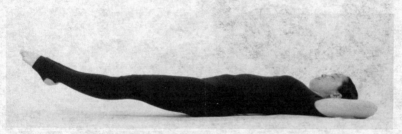

（图三）

步骤四：此时先做前蹬车。呼气，感觉双腿慢慢下沉，与地面平行。再吸气，弯曲双膝，大腿去贴靠胸腹部，然后向上抬高使双腿与地面成九十度。动作的顺序为（图一至图三至图二再回到图一）。

步骤五：相对于第四步，我们还应练习反向蹬车。同样从第三个步骤开始，呼气时先弯曲双膝，感觉大腿贴靠胸腹部，然后脚尖擦着地面向前伸展双腿，双腿与地面平行，然后再次吸气，向上抬高双腿。动作顺序为（图一至图二至图三再回到图一）。

步骤六：根据自己的身体能力，选择完成的数量。在完成的过程中，适中控制气息的稳定和顺畅，不可憋气。

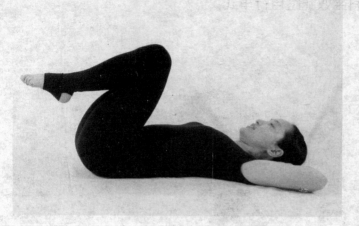
核心力度

一百三十九、斜坐双腿蹬自行车式

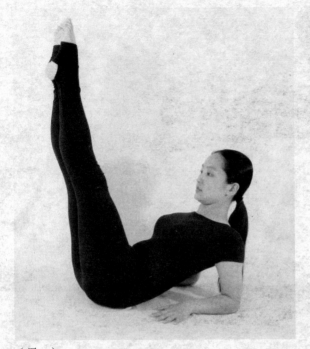

（图一）

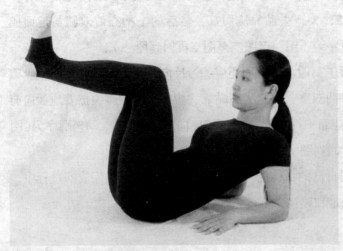

（图二）

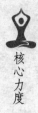

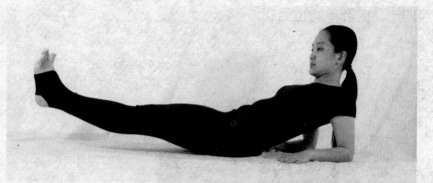

（图三）

　　此体式与"仰卧双腿蹬自行车式"异曲同工，具体做法可参照"仰卧双腿蹬自行车式"。唯一必须注意的是：双手手肘向后落地，手指尖朝向脚的方向，呼气时，双手用力向下沉，双手得到地面给予的上托的气息力量，使身体向上延伸，双肩后旋下沉，双臂更多地下沉压实垫面，同时，身体上托的力量相对的变得更强，因此，整条脊柱都向上伸展。在整个蹬腿的过程中，始终保持这样的气息状态，双腿的伸展力度和腹部的核心力量也会相应地增强。蹬腿顺序也与仰卧蹬自行车式一致。请参照"仰卧蹬自行车式"练习。

一百四十、俯卧单腿拉弓式

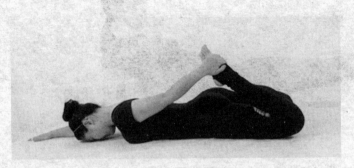

（图一）

步骤一：俯卧在垫子上，双手掌心向下，放在身体前。以左手拉左腿为例。吸气弯曲双膝，将右脚背放在左膝盖窝，左手向后抓住左脚背，回勾左脚脚尖，感觉左脚背回勾的力量压在左手掌上。右手向前延伸。

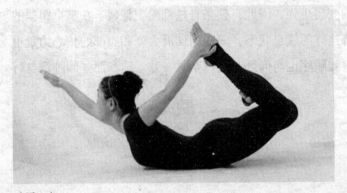

（图二）

步骤二：呼气身体放松，吸气时，左脚背用力压在左手上的，让左手产生一个上扬的力度，同时向上伸展右臂，让上半身和腿同时向上扬，右手指尖和左脚尖带动身体向上延伸（如图二所示）。

步骤三：此动作可在第二个步骤上保持不动。保持时的呼吸方法是：呼气，身体略微放松，但不落地，吸气时，重复第二个步骤让身体向上延伸。也可配合呼吸，做多次的重复，具体做法是：在吸气时，上半身和腿向上扬起，呼气时完全落地，根据自己的身体能力情况，选择重复的次数。

一百四十一、船式

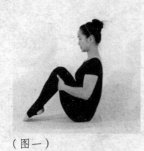

（图一）

步骤一：成"直角坐姿"。吸气，弯曲双膝，双手抱住膝盖窝。

步骤二：在保持腰部和背部平正的前提下，呼气，慢慢将身体向后倾斜，让两脚尖慢慢离地（如图一所示）。

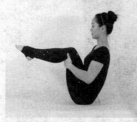

（图二）

步骤三：吸气，保持身体的平衡，将小腿慢慢抬高，在与地面平行时保持不动，调整几次呼吸（如图二所示）。

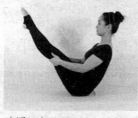

（图三）

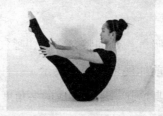

（图四）

步骤四：如果还有能力继续，则将小腿继续向上伸展，直到双腿打直（如图三所示）。保持顺畅的呼吸，不可憋气。吸气，挺拔背部，延伸双腿，感觉两脚尖和头顶都在向上延伸。在保持身体平衡的前提下，呼气，缓缓松开双手，掌心相对，向前伸展，与地面平行（如图四所示）。

步骤五：在保持体式的过程中，始终通过吸气延伸腰背，让上半身和双腿可更多地向上抬高，再通过呼气，放松紧张的肌肉状态。

步骤六：呼气，曲双膝，双手抱住膝盖窝，放下双腿。

一百四十二、单腿船式仰卧起坐式

步骤一：仰卧在垫子上，双手举过头顶，双腿并拢伸展，感觉手和脚往两端用力延伸。

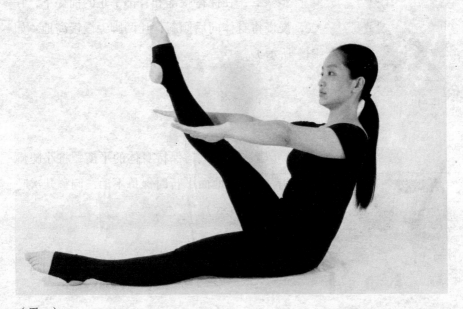

（图一）

步骤二：吸气，延伸整条脊柱，呼气时，抬高右腿与上半身，双手与地面平行，向前伸展（如图一所示）。注意此时右腿抬起与地面形成的夹角应该和上半身抬起与地面形成的夹角度数相同。

步骤三：在保持的过程中，吸气延伸脊柱，呼气时核心部位用力，尽量将右腿和上半身再向上抬高，减小右腿与身体的夹角。

步骤四：呼气，右腿和上半身落回垫面，换左腿练习。根据自己的身体状态，安排重复练习的次数。

一百四十三、屈膝船式仰卧起坐式

步骤一：仰卧在垫子上，双手掌心向下放在身体两旁，双腿并拢。

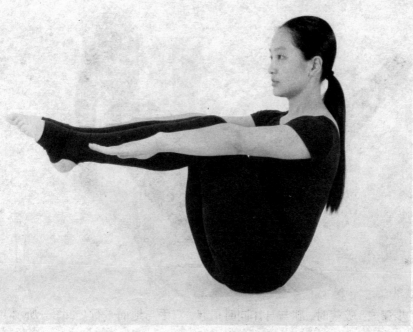

（图一）

步骤二：吸气延伸脊柱。呼气时，弯曲双膝，同时抬高上半身，使小腿与地面平行，大腿尽量贴紧胸腹部，双手向前平举与地面平行（如图一所示）。

步骤三：在保持（图一）的形态时，注意配合呼吸。吸气时脊柱用力向上延伸，呼气时，大腿与胸腹部尽量贴靠。始终保持顺畅的呼吸，不可憋气。

步骤四：呼气，慢慢放松身体，仰卧到垫子上。根据自身的能力高低，选择重复的次数。

一百四十四、直腿船式仰卧起坐式

步骤一：仰卧在垫子上，双手举过头顶，双腿并拢。

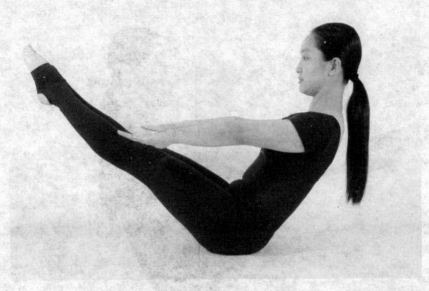

（图一）

步骤二：吸气时，腿与身体同时抬起，双手与地面平行（如图一所示）。

步骤三：呼气时，慢慢落下手和脚。然后吸气重复。

注：这个动态体式必须注意三个点：第一，吸气起身时，腿与地面的夹角和身体与地面的夹角必须相同；第二，起身时，感觉随着吸气，气息送到手指尖和脚趾尖，由气息牵引身体向上；第三，呼气回落时，应保持身体的平稳，协调的下落。

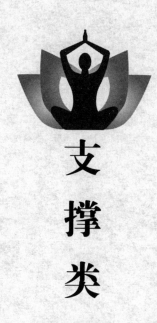

支撑类

一百四十五、平板式

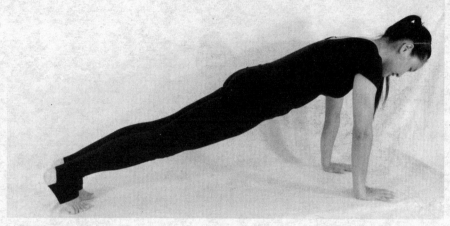

（图一）

步骤一："平板式"可以从"四角板凳式"开始。双手向下压，双脚依次向后退。脚分开与肩同宽，也可将双腿并拢。手腕应保持在肩膀正下方，肘窝相对，大臂肌肉受力。双脚后方用力蹬地，膝盖骨向上提，大腿肌肉内旋，腹部和肋骨下缘回收，肩膀下沉，脖颈延伸，保持后脑勺、背部、腰部、臀部和双腿在同一个平面上（如图一所示）。如果觉得困难，可以让膝盖暂时落地。

步骤二：保持"平板式"的过程中，呼气时双手用力下压，吸气时双腿后方用力蹬地，使脊柱气息顺着整个身体向斜上方舒展，呼气落下膝盖，重复练习。

一百四十六、简易平板支撑式

步骤一：此体式可在无法完成平板支撑的情况下练习。

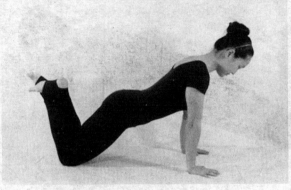

（图一）

步骤二：两个膝盖落地，让大腿、臀部、腰部、背部在同一斜面上，小腿在后方并拢，两脚交叉，双手和地面垂直，手腕在肩膀的正下方。腹部回收（如图一所示）。

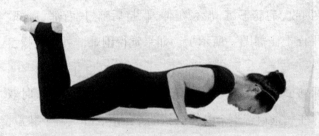

（图二）

步骤三：吸气，延伸脊柱，呼气，手肘向内夹，让头、肩、腰、臀、腿，保持在同一平面向下俯身。如果觉得困难，可在前额下垫一块瑜伽砖，保持身体不落地（如图二所示）。吸气时手肘内夹，撑起身体。在整个练习过程中，不能塌腰，大腿和腹部不能落地，始终感觉腹部力度向上托起整个身体。

一百四十七、平板支撑式

步骤一：此体式在完成"平板式"的基础上练习。

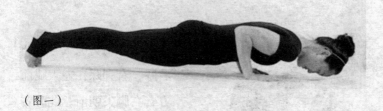

（图一）

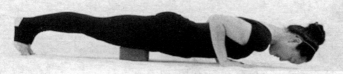

（图二）

步骤二：呼气，弯曲手肘，大臂内夹，使练习"平板式"时的身体平面平正地向下降，直到这个平面和地面平行（如图一所示）。如果觉得困难，可在大腿下方垫瑜伽砖（如图二所示）。也可以让前额点地。

步骤三：吸气，延伸脊柱。再次呼气时，双手用力压地，收紧腹部，推起身体，回到"平板式"。根据自己的能力选择重复的次数。

一百四十八、斜支架支撑一式

步骤一：以弯曲右膝盖为例。侧坐在垫子上，左手撑地，左手臂和地面垂直，左手指尖朝左，双腿并拢，向右侧伸展，使双腿、臀部和上半身保持在同一平面上。

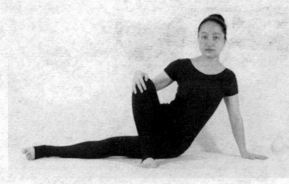

步骤二：吸气，弯曲右膝，右脚踩在左大腿前方，右脚尖朝前，此时右小腿与地面垂直。右手扶住右膝（如图一所示）。

（图一）

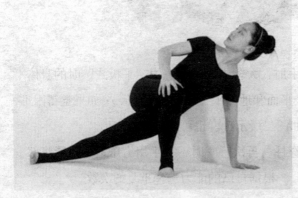

（图二）

步骤三：吸气延伸脊柱，呼气，肩胛骨后旋下沉，感觉气息通过左肩到达左手掌。再次吸气时，右脚用力踩地，让左腿和臀部离地，尽量保持左腿和上半身在同一条直线上向斜上方延伸（如图二所示）。

步骤四：呼气，右脚放松，臀部落地，换反方向练习。

一百四十九、斜支架支撑二式

步骤一：以左手撑地为例。侧坐在垫子上，左手撑地，左手指尖朝左，左臂和地面垂直。

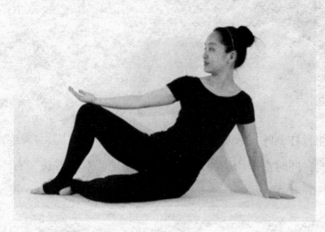

（图一）

步骤二：吸气，弯曲双膝，左小腿与左大腿放在垫子上，相互成九十度，回勾左脚脚尖。右脚踩地，右膝朝上，右小腿和右大腿成九十度。右脚踩在左脚前方，左脚尖回勾的力量刚好施加在右脚踝上。右手掌心朝上，放在右膝上（如图一所示）。

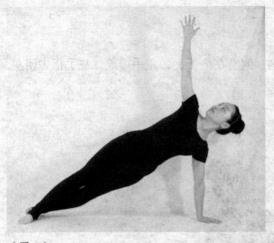

（图二）

步骤三：吸气延伸脊柱，呼气双肩下沉，气息送至左手和右脚。再次吸气时，右脚用力踩地，同时左手用力撑地，让臀部离地，双腿并拢，右手指向天花板（如图二所示）。

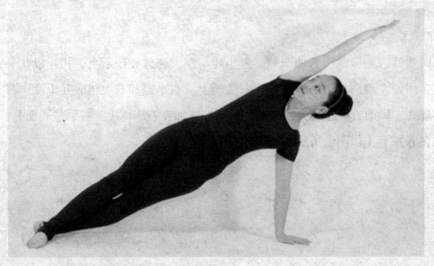

（图三）

步骤四：在保持体式的过程中配合平静顺畅的呼吸，让脊柱伸展向上，也可以随着呼气，让右大臂贴耳朵，使右手、右侧腰、双腿在同一条直线上（如图三所示）。

步骤五：呼气，放松力量，臀部回落垫面，换反方向练习。

一百五十、斜支架拉腿式

步骤一：此体式在"侧板二式"的基础上练习。

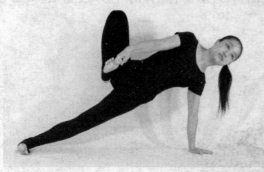

步骤二：当完成"侧板二式"以后，吸气，弯曲右膝，回勾右脚脚尖，右手三根手指握住右脚大脚趾（如图一所示）。

（图一）

步骤三：吸气，将右腿向上延伸，保持右腿和身体在同一平面。呼气，双肩下沉，气息顺着左臂达到左手，使左手撑地的力量更充分。

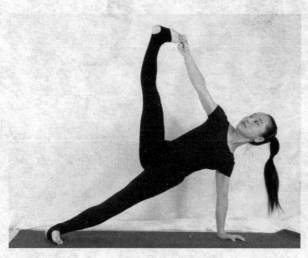

（图二）

步骤四：再次吸气时，将右腿尽量向上延伸，好像右腿带动身体向上飞翔（如图二所示）。

步骤五：呼气，弯曲右膝，松开右手，身体回落，换反方向练习。

一百五十一、肩平衡式

步骤一：双脚分开略比肩宽，脚尖朝向正前方。

步骤二：吸气，双手向上延伸，带动整个身体的气息向上舒展。

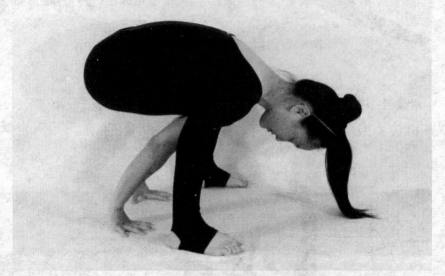

（图一）

步骤三：呼气，弯曲双膝，同时折叠髋部俯身向前、向下，将双手尽量向后放，双手分开与肩同宽（如图一所示）。

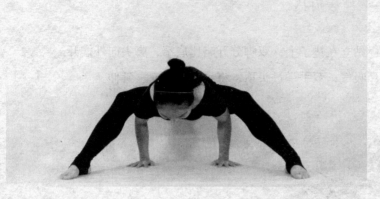

（图二）

步骤四：吸气，延伸脊柱。呼气，臀部慢慢向后坐，同时手肘向内夹，大臂和地面平行，小臂和地面垂直，保持臀部和上半身在同一个平面上（如图二所示）。

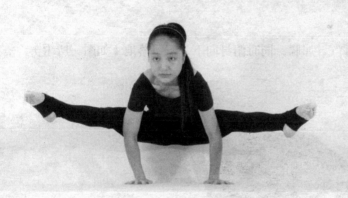

（图三）

步骤五：吸气，臀部肌肉收紧，气息顺着双腿送至脚尖，使双脚离地。抬头目视前方（如图三所示）。在保持体式的过程中，呼气让肩胛骨下沉，增强双手的下压力度，同时，通过吸气，使脊柱和双腿的伸展感更充分。

步骤六：呼气，落下双腿，重心踩在前脚掌上，吸气，双手带动身体慢慢直立。

一百五十二、起重机式

步骤一：站立在垫子上，双脚分开略比肩窄，脚尖向外摆开。

步骤二：吸气，双手举过头顶，将身体气息向上延伸。

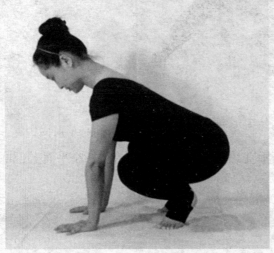

（图一）

步骤三：呼气，屈膝，同时俯身向下，双手落地（如图一所示）。

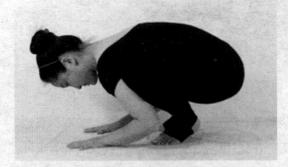

（图二）

步骤四：吸气延伸脊柱。呼气，折叠髋部，将身体下压，把两大臂放到小腿胫骨的下方（如图二所示）。

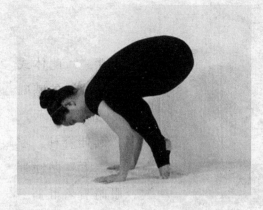

（图三）

步骤五：吸气，踮起双脚，将重心向前推，使小臂和地面垂直（如图三所示）。

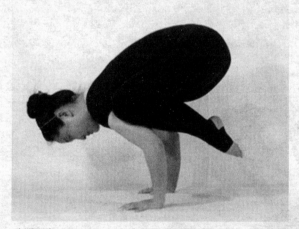

（图四）

步骤六：呼气，让小腿尽量用力下沉，贴靠在大臂上。同时手肘内夹，腹部用力上提，慢慢的配合吸气，感觉双脚在地面上的力量越来越轻，缓缓将双脚离地（如图四所示）。

步骤七：呼气，双脚向后落地，重心向后，臀部坐到垫子上，屈膝，双手抱小腿放松。

一百五十三、手杖式支撑

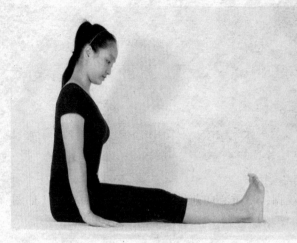

（图一）

步骤一：此体式在"手杖式"的基础上完成（如图一所示）。吸气，延伸脊柱。呼气低头，下颚贴锁骨窝，眼睛看着肚脐。双肩下沉，感觉力量通过肩膀达到手臂和双手掌。

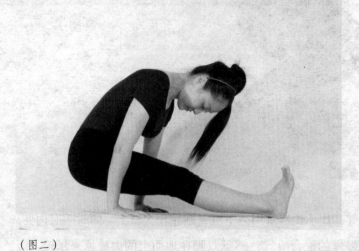

（图二）

步骤二：吸气，双手向下压地，臀部抬高，感觉腹部尽量向内卷曲，使臀部离地距离越来越大（如图二所示）。

步骤三：呼气，放松手臂，臀部落地。可根据自身能力，多重复几次练习。

一百五十四、单臂支撑式

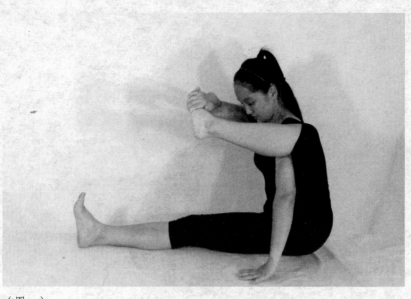

（图一）

步骤一：首先成"直角坐姿"，以弯曲左膝为例。吸气，弯曲左膝，右手握住左脚踝，将左大腿放在左大臂上。在这里配合呼吸，每次呼气时，尽量将身体下沉（如图一所示）。

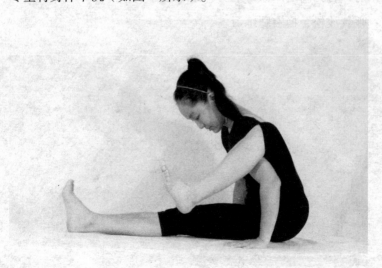

（图二）

步骤二：用力弯曲左膝，左膝盖窝夹紧左大臂。松开右手，双手撑地。

步骤三：呼气，肩胛骨后旋下沉，力量送到两手臂和手掌上（如图二所示）。

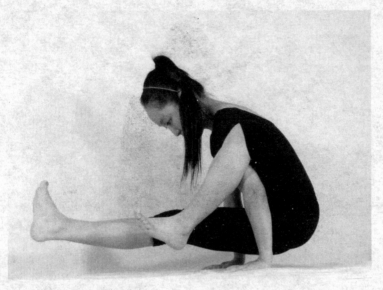

（图三）

步骤四：吸气，脊柱延伸。呼气时，双手力量下压，抬高臀部离地。再次吸气时，前方右腿离地。保持平衡（如图三所示）。

步骤五：呼气放松，换右腿练习。

一百五十五、腿交叉支撑式

步骤一：双脚分开两倍肩宽，吸气，双手举过头顶，感觉气息随双手向上延伸。

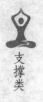
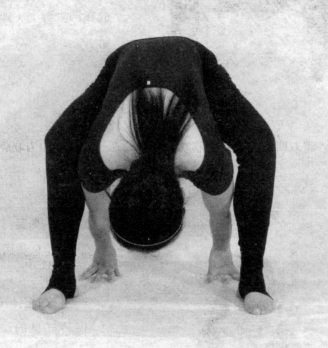

（图一）

步骤二：呼气，屈膝，折叠身体向下，将双手尽量向后放在双脚后方。如果此时双手后放的幅度不够，可重复第一个步骤，将气息的牵引感觉做得更深长（如图一所示）。

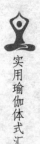

步骤三：吸气，延伸整条脊柱，呼气，弯曲两手肘，手肘向内夹，让大臂与小臂形成直角，同时保持气息的平顺，将重心慢慢向后坐，使两大腿放在两大臂上（如图二所示）。

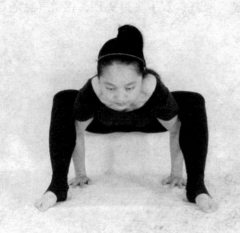

（图二）

步骤四：将双脚慢慢向中间移动，双脚勾在一起，并用力翘脚趾，使力量更稳定。

步骤五：呼气，下沉气息。因为双脚互勾在一起，因此会产生一个上抬的力量，保持气息的稳定，慢慢吸气，使双腿离地（如图三所示）。

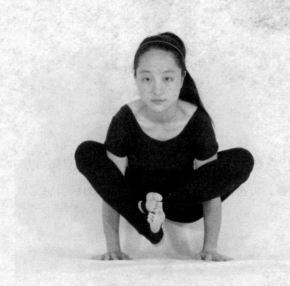

（图三）

一百五十六、全莲花支撑一式

步骤一：此体式在完成"全莲花坐式"的基础上完成。

步骤二：双手放在大腿两旁。五指大张开，虎口压实垫面。呼气，低头，下颚贴锁骨窝，肩胛骨后旋下沉，将气息力度推送到双手上。

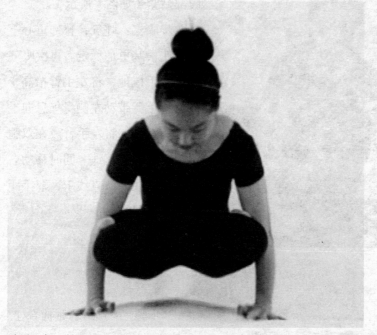

（图一）

步骤三：吸气，双手向下按压垫面，同时腹部力度上提，让双腿离地（如图一所示）。

步骤四：呼气，慢慢放下双腿。

223

一百五十七、全莲花支撑二式

步骤一：首先成"全莲花"盘坐。以双腿放于左臂为例。当完成"全莲花"盘坐以后，双手放下体侧，吸气，将双腿向上收，使双腿和腹部贴紧（如图一所示）。

步骤二：呼气，臀部重心下沉，使根基更加稳定。再次吸气时，右手撑地，将左手臂抬高，感觉左手臂带动左侧身气息向上舒展。呼气，将左手臂放在双腿中间，并向前落地。同时移动右手和左手在一条直线上，双手距离是与肩同宽。

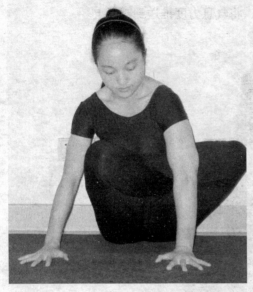

（图一）

步骤三：吸气，延伸脊柱。再次呼气时，低头向下，弯曲双臂使大臂和地面平行，同时臀部抬高。在支撑时控制平衡，不断通过呼吸调节身体的稳定度和伸展感。吸气抬头，呼气双手用力下压，得到给予的更多的上托力量（如图二所示）。

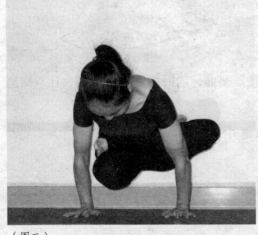

（图二）

步骤四：呼气，臀部后坐落地，换右手为支力手臂练习。

一百五十八、腿夹大臂扭转支撑式

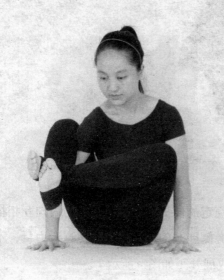

（图一）

步骤一：以右侧为例。此体式可在"单臂支撑式"的基础上练习。当完成了单臂支撑的第一个步骤时，将左腿放到右脚踝上方，此时用力勾右脚尖，使右脚形成一个上抬的力量，这就是（图一）所示。

步骤二：配合呼气，弯曲手肘，使臀部离地，在一呼一吸间，感觉脊柱在不断地伸展，而两大臂通过不断内夹，使上半身压低（如图二所示）。

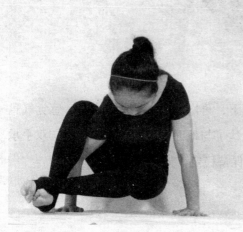

（图二）

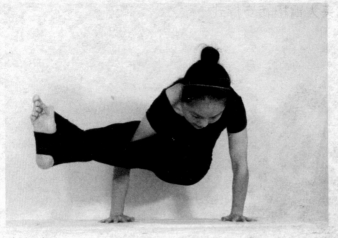

（图三）

步骤三：在保持步骤二力量稳定的前提下，左右脚用力内勾互相抵抗压紧，吸气时，双腿产生一股向旁侧展开的力量，控制住这股力量，不断加强呼吸意识，使双腿向旁侧完成展开（如图三所示）。

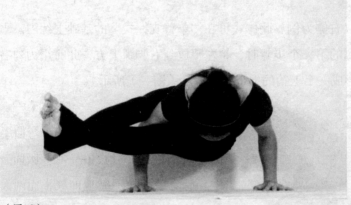

（图四）

步骤四：在第三步稳定的前提下，再次呼气，压低上半身，感觉气息平衡的送至身体各处，所以身体到达了与地面平行的状态，此时，双手承担的力量变得轻盈，全身均衡受力保持稳定（如图四所示）。

一百五十九、八字扭转支撑式

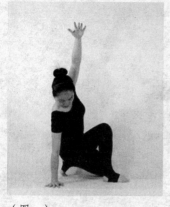

（图一）

步骤一：以左侧为例，右脚在前单膝跪地，右小腿与地面垂直。身体右转，将右手着地，右手臂与地面垂直。

步骤二：吸气，气息经由左侧身到达左臂，左臂向上伸展（如图一所示）。

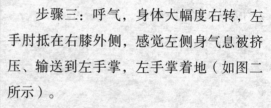

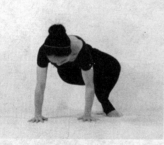

（图二）

步骤三：呼气，身体大幅度右转，左手肘抵在右膝外侧，感觉左侧身气息被挤压、输送到左手掌，左手掌着地（如图二所示）。

步骤四：吸气时，让左脚向前与右腿并拢。

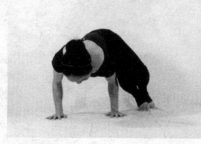

（图三）

步骤五：呼气，使上半身下压，弯曲双臂，让大臂与地面平行。同时增强双臂的根基气息，为第六步抬腿做准备（如图三所示）。

227

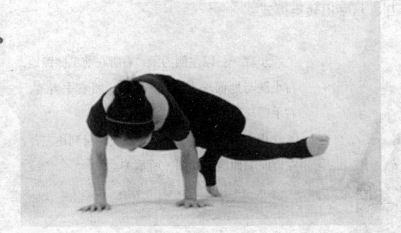

（图四）

步骤六：吸气，慢慢抬起右腿（如图四所示）。

步骤七：再次呼气，左膝用力挤压在右腿上，进一步增强腰腹核心与双手根基的气息。

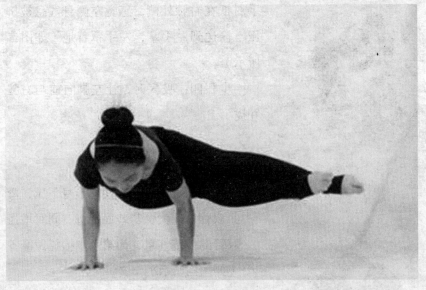

（图五）

步骤八：吸气，抬起左腿，双腿并拢（如图五所示）。

步骤九：呼气，放下双腿，身体回正。

228

一百六十、脚踩大臂八字扭转

步骤一：以向右侧扭转为例。首先成直角坐姿式。吸气弯曲左膝，将左脚踝放在右大腿根部，同时弯曲右膝，右大腿和右小腿成九十度。

步骤二：呼气，气息下沉，左脚回勾，使左脚掌和右大腿在同一个平面上。右手在体侧撑地，右手臂和地面垂直。

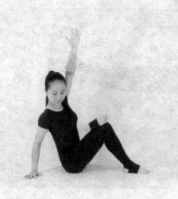 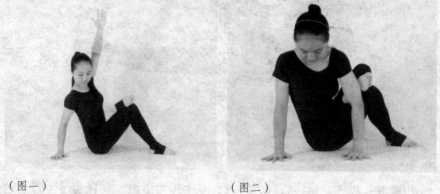

（图一）　　　　　　　　　　　　　　　　（图二）

步骤三：吸气，左臂向上伸展，带动左侧身气息向上延长（如图一所示）。呼气，身体向右扭转，同时向下俯身，将左大臂抵在右大腿和左脚掌上（如图二所示）。

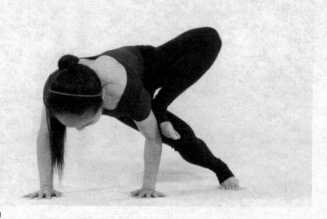

（图三）

步骤四：吸气，舒展腰背，呼气，右脚蹬地，臀部上提，将重心压在双手上，手肘向内夹（如图三所示）。

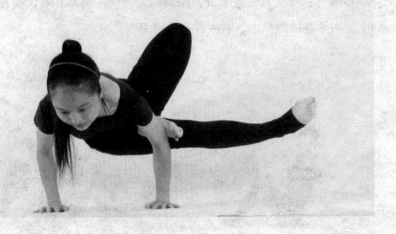

（图四）

步骤五：吸气，延伸脊柱，呼气，双手用力下沉，气息通过手臂上送到整个背部、臀部。再次吸气时，气息送至右腿，让右腿慢慢抬高，向旁侧展开（如图四所示）。呼气，双肩下沉，增强双手撑地的力度。

步骤六：呼气，落下右腿和臀部，换反方向练习。

一百六十一、单腿格拉威亚式

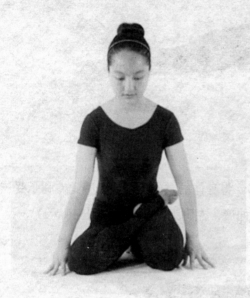

步骤一：以曲右膝为例。首先跪坐在垫子上，弯曲右膝，将右脚踝压在左大腿根部（如图一所示）。

（图一）

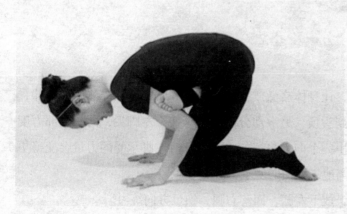

步骤二：呼气，俯身向前，双手落地，双手分开与肩同宽，五指大张开，虎口压实垫面，手肘向内夹。

（图二）

步骤三：吸气延伸脊柱，呼气，将右脚背压在左大臂上，同时提高右膝放在右大臂上。此处应该感觉右腿的重量完全压在两手臂上（如图二所示）。

231

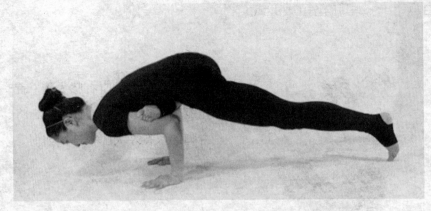

（图三）

　　步骤四：吸气，慢慢抬高臀部，将身体的重心向前推，感觉左腿承受的力量越来越弱，慢慢将左腿向后伸展，左脚脚尖踩地（如图三所示）。

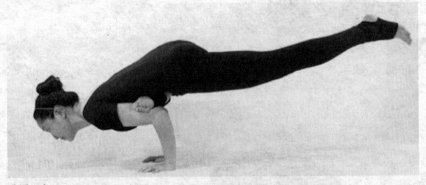

（图四）

　　步骤五：呼气，让身体略微放松，再次吸气时，感觉脊柱用力延伸，一部分向前，延伸到头顶，另一部分向后，延伸至左脚尖，同时腹部力度向上托，让身体产生一个向上飞翔的力量，此时左脚承受的力量会变得更轻，最后便能慢慢离地（如图四所示）。

　　步骤六：呼气，放下左腿，回落右腿，换反方向练习。

一百六十二、康迪亚支撑一式

步骤一：此体式可从"下犬式"进入。吸气，向前收右腿，右脚放在右手外侧，左膝和左脚背落地。

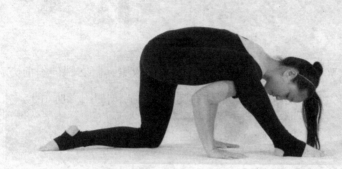

（图一）

步骤二：吸气，延伸右臂，右手带动右侧身气息向前延伸，呼气俯身向下，把右大臂放在右大腿的下方，右小臂和地面垂直（如图一所示）。

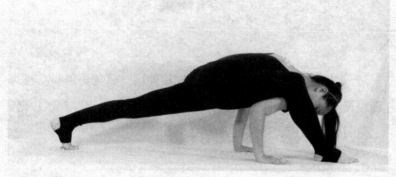

（图二）

步骤三：弯曲左手肘，双手分开与肩同宽，两大臂相互平行，手肘向内夹。吸气延伸脊柱，呼气双手用力向下撑地，使身体有一股上托的力量，慢慢向后退左腿（如图二所示）。

233

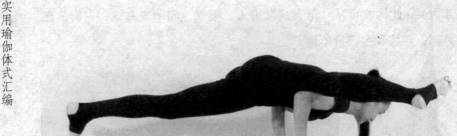

（图三）

步骤四：再次吸气时，右大腿根部和右臀肌肉收紧，将右腿向斜前方伸展，回勾右脚脚尖，感觉右脚后跟带动右腿向前延伸（如图三所示）。

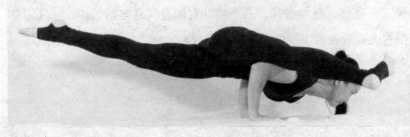

（图四）

步骤五：呼气略微放松，再次吸气时，脊柱伸展，感觉头顶和左腿两端延伸，左腿慢慢离地（如图四所示）。保持顺畅的呼吸，支撑控制片刻。

步骤六：呼气放下双腿，换反方向练习。

一百六十三、康迪亚支撑二式

步骤一：以右腿在下为例。首先单膝跪地，右脚掌踩地，右膝在右脚踝的正上方，曲左膝，膝盖落地。身体右转，右手掌着地，手指尖朝右。

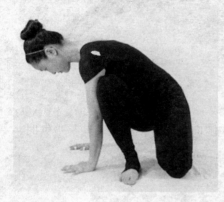

（图一）

步骤二：吸气时延伸左臂，感觉左手带动整个身体的气息向上拉长，呼气，身体右转，让左手肘抵住右膝外侧，在此处，可多重复几次吸气时左臂的延伸和呼气时身体的折叠，使左手能够更充分地压实垫面。此时两手分开与肩同宽，指尖朝向同一个方向（如图一所示）。

步骤三：双手撑地保持平衡，将后方左腿向前收与右腿并拢。

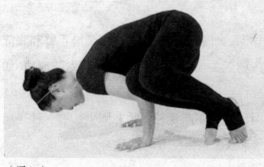

步骤四：吸气延伸脊柱，呼气身体慢慢向前倾，让小臂和大臂成九十度，小臂与地面垂直，大臂和地面平行，手肘向内夹紧（如图二所示）。

（图二）

235

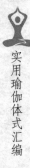
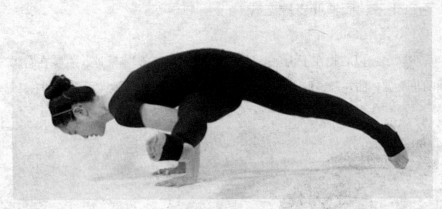

（图三）

步骤五：再次吸气延伸脊柱，让左腿向后摆开，脚尖落地。吸气时，右腿向斜前方延伸（如图三所示）。

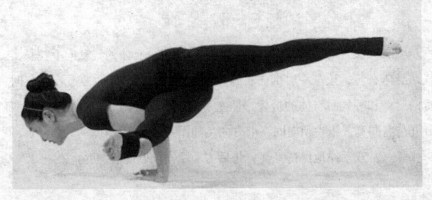

（图四）

步骤六：呼气，手肘向内加深，气息下沉，此时地面会给手臂和腹部一个上托的力量。随下一次吸气，感觉头顶和脚尖向两端延伸，左腿离地（如图四所示）。

步骤七：在保持支撑状态时，吸气不断延长头顶和脚尖，有一种飞翔的状态和轻盈的感受，呼气时落下双腿，换反方向练习。

一百六十四、单腿起重机式

步骤一：以右腿在前为例。双脚分开略比肩宽，右脚在前，左脚在后。吸气，双手向前向上举过头顶，双臂带动身体向上舒展。

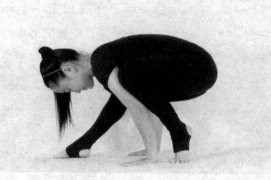

步骤二：呼气，弯曲双膝俯身向前向下，将右大臂放在右大腿下方，左大臂放在左小腿下方（如图一所示）。

（图一）

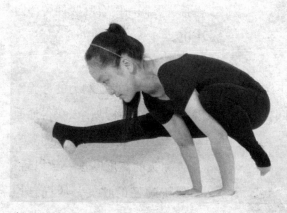

（图二）

步骤三：吸气，延伸脊柱，呼气，双手用力下压地面，感觉到地面给予身体一个上托的力量，随着下一次吸气，释放这股力量，将双腿同时离地（如图二所示）。

步骤四：呼气，继续让双手力度下沉，吸气，将脊柱伸展，右腿向前延伸。

步骤五：呼气，落下双腿。吸气，直立起身，做反方向练习。

一百六十五、上公鸡式

步骤一：此体式在"头倒立空中莲花式"的基础上完成。具体步骤可在倒立类体式的"空中莲花体式"中查看。

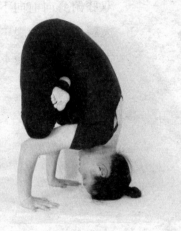

步骤二：在完成空中莲花以后，慢慢呼气，使双腿形成的"全莲花"缓缓下降，并且配合内收的力量，使"全莲花"贴靠腹部，两膝盖放在大臂上（如图一所示）。

步骤三：调整几个呼吸，使气息变得匀称，再次吸气时，慢慢抬头，同时配合呼吸使臀部向下沉。

（图一）

步骤四：在抬头与臀部下沉的过程中，其实是对气息控制力的考验，要尽量保持气息的匀称和平顺，同时，双手在不断向下压地，以获得地面给予的上托的气息力度。当臀和头的高度基本一致以后，保持顺畅的呼气，使气息均匀地分布到身体各处，此时减轻了手的压力，全身都参与进入了力量的控制中（如图二所示）。

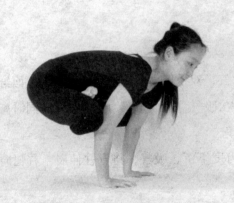

（图二）

一百六十六、天鹅式

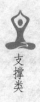

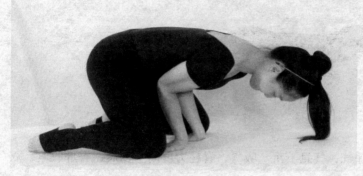

（图一）

步骤一：双膝分开与肩同宽，吸气延伸脊柱，呼气时折叠髋部俯身向前，翻转指尖朝后，让双手落地，双手落地后分开的距离应该与肩同宽（如图一所示）。

步骤二：再次吸气，伸展腰背，呼气时，弯曲手肘向内加，同时身体向前延伸，将手肘抵在肋骨下缘。

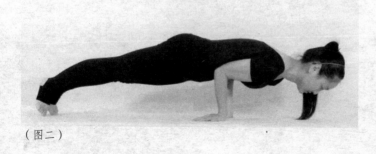

（图二）

步骤三：当感觉身体的重心完全转移到两手臂上以后，慢慢将双腿向后退，直到双腿打直，此时可以呼气放松，让双膝落地。再次吸气时，双手用力下压，同时双腿下后蹬，让膝盖离地（如图二所示）。

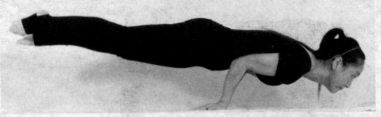

（图三）

步骤四：呼气，气息下沉。吸气，脊柱力度向上伸展，臀部收紧，双腿离地，头顶向上送，产生一种身体向上飞扬的感觉（如图三所示）。

步骤五：呼气，放松身体，腿回落，"婴儿式"放松。

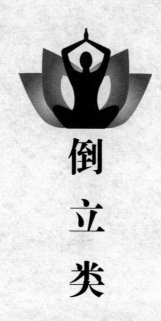

倒

立

类

一百六十七、头倒立一式

步骤一：跪坐在垫子上，手肘落地，双手抱异侧手肘，此时手肘的位置就是其分开的最佳位置，应保持不动。松开双手，向前伸展小臂，双手十指交握。呼气，肩胛骨后旋下沉，力量通过两大臂达到小臂（如图一所示）。

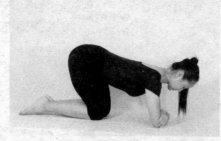

（图一）

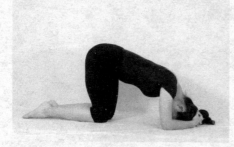

步骤二：吸气，延伸脊柱，呼气时，低头，将前额顶端与百会穴的中间位置落在双手前方。注意，不要压在手上，双手抱住头部即可（如图二所示）。

（图二）

步骤三：回勾脚尖，双脚蹬地，膝盖离地。在双手臂用力下压的前提下，踮起双脚，脚尖慢慢向前挪动。在向前挪动的过程中，适中保持手臂的用力，脊柱的伸展和颈部的不受力（如图三所示）。

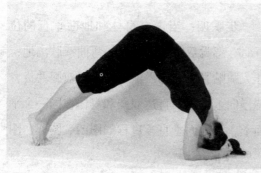

（图三）

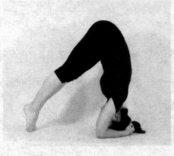

（图四）

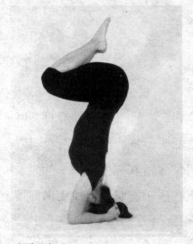

（图五）

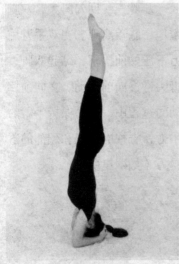

（图六）

步骤四：当走至身体和地面垂直的位置时，感觉双脚越来越轻，弯曲双膝离地，让大腿贴紧胸腹部。保持平衡，双腿并拢，慢慢向上抬高，直达双腿和身体在同一个平面上，与地面垂直（过程如图四、图五、图六所示）。

步骤五：呼气，弯曲双膝，双脚落地，回到"婴儿式"放松。

一百六十八、头倒立二式

步骤一：首先掌握好"头倒立二式"双手与头的距离及摆放位置。双手分开与肩同宽，头所在的位置，应该与双手所在的位置形成一个等边三角形，头、左手、右手则为等边三角形的三个角。

步骤二：双膝跪地，双手分开与肩同宽，呼气时手肘内夹，同时向前送出上半身，使头落在刚才步骤一所诠释的位置上。

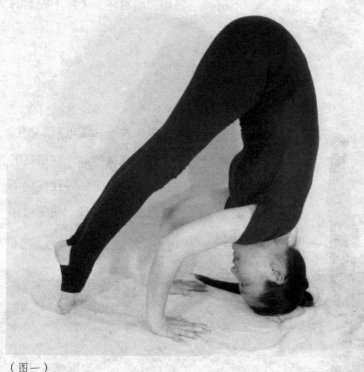

（图一）

步骤三：保持手肘内收，脖颈延伸，垫脚后跟，只让脚尖着地，慢慢地向前迈步，直到背部尽可能到达平正位置（如图一所示）。

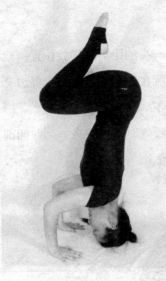

（图二）

步骤四：在完成第三个步骤时，脖颈不能有疼痛感，当我们觉得手与脖颈都稳定并且有力时，慢慢的屈膝，让脚后跟去寻找臀部。此处一般会经历一定时间的习练，才能达到（如图二所示）的状态。我们可以先单腿上抬，稳定以后，再抬起另一条腿。始终注意将气息下沉，地面便会给身体一个向上托起的力量。

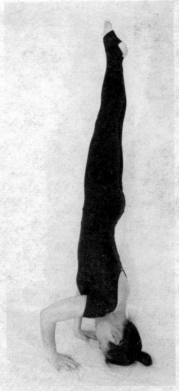

（图三）

步骤五：当完成第四个步骤以后，保持稳定的呼吸，慢慢地将双腿抬高，在抬高的过程中，始终控制气息的稳定，寻找气息下沉，力量上送的状态。假以时日，便能做到最终状态（如图三所示）。

一百六十九、头倒立三式

步骤一：跪坐在垫子上，双手侧平举，掌心着地，指尖朝外。呼气，肩胛骨后旋下沉，力量通过两大臂达到小臂，五指大张开贴实垫面。

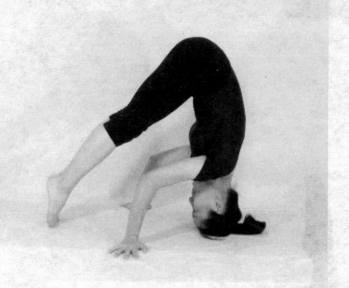

（图一）

步骤二：吸气，延伸脊柱，呼气时，低头，将前额顶端与百会穴的中间位置落在双手中心的延长线上。此时头和双手应形成一个等腰三角形（如图一所示）。

步骤三：回勾脚尖，双脚蹬地，膝盖离地。在双手臂用力下压的前提下，踮起双脚，脚尖慢慢向前挪动。在向前挪动的过程中，适中保持手臂的用力，脊柱的伸展和颈部的不受力。

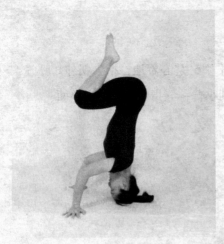

（图二）

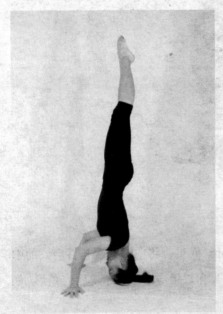

（图三）

步骤四：当走至身体和地面垂直的位置时，感觉双脚越来越轻，弯曲双膝离地，让大腿贴紧胸腹部（如图二所示）。保持平衡，双腿并拢，慢慢向上抬高，直到双腿和身体在同一个平面上，与地面垂直（如图三所示）。

步骤五：呼气，弯曲双膝，双脚落地，回到"婴儿式"放松。

一百七十、空中莲花式

步骤一：此体式在完成"头倒立二式"的基础上习练，具体方法可参见倒立类体式中"头倒立二式"的讲解。

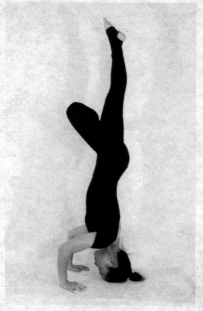

（图一）

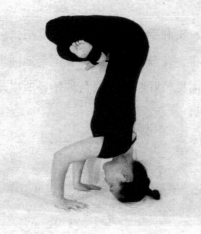

步骤二：完成"头倒立二式"以后，调节气息平顺，慢慢的弯曲右膝，将右脚踝放在左大腿根部，此时，右脚用力勾回，感觉右脚踝用力压在左大腿根，这样才能保持右脚的位置（如图一所示）。接着，弯曲左膝，将左脚放在右大腿根部，同样用力勾，保持"全莲花"的稳固（如图二所示）。

（图二）

249

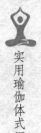
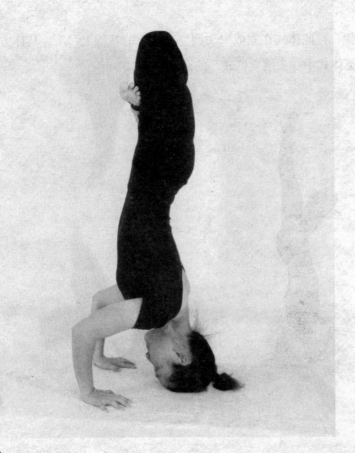

（图三）

步骤三：成功完成"全莲花"以后，头和手继续运用"头倒立二式"中讲解的控制和用力技巧，随着吸气，将莲花盘腿慢慢的伸直至与地面垂直的位置（如图三所示）。整个过程均需保持呼吸的平稳与顺畅，所以是对气息控制力的一大考验。

一百七十一、头倒立胎儿式

步骤一：此体式在"头倒立空中莲花式"的基础上完成。具体步骤可在"倒立类体式"的"空中莲花体式"中查看。

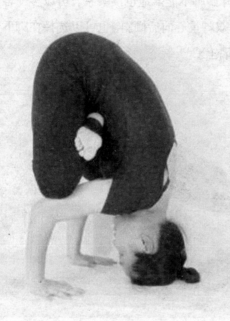

（图一）

步骤二：在完成"空中莲花"以后，慢慢呼气，使双腿形成的"全莲花"缓缓下降，并且配合内收的力量，使"全莲花"贴靠腹部，两膝盖放在大臂上（如图一所示）。此时应该感觉双膝力度下沉，双腿给予手臂一个下压的力量，使手臂更加稳定的向下沉，同时，脊柱能够更加舒展的向上延伸，臀部气息向上送。

步骤三：吸气，回到"头倒立二式"，落下双腿，"婴儿式"放松。

一百七十二、手压地犁式

步骤一：仰卧在垫子上，呼气，抬高双腿。双手用力压地，让后腰后背抬起。

步骤二：保持脊柱向上伸展，曲双膝，将双腿向后放，两脚尖放在头顶前端的地面上。如果刚开始脚不能落地也没关系，可以多配合几次呼吸，吸气时脊柱延伸，呼气时，双脚重心向后倾斜。也可以选择在脚下垫瑜伽砖，或者靠墙完成，双脚踩在墙上。

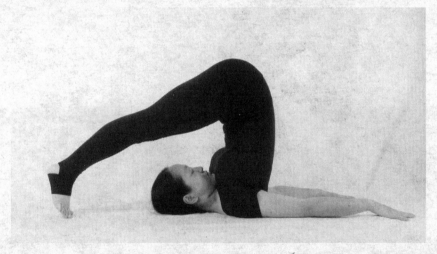

（图一）

步骤三：当双脚落地以后，慢慢松开双手，手臂平铺在垫面上，随呼气用力下压，使上半身在吸气时有一股上托的力量，感觉臀部用力向上伸展，气息随着双腿来到双脚，脚趾用力踩实垫面（如图一所示）。

步骤四：呼气，慢慢放松双手和脊柱，身体慢慢回正，仰卧放松。

一百七十三、单腿犁式

步骤一：此体式在"犁式"的基础上进行。

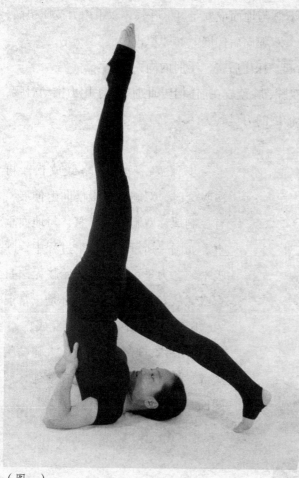

（图一）

步骤二：当完成"犁式"以后，保持双手用力托住后腰，脊柱向上延伸，右脚脚趾踩地，保持稳定。吸气，绷直左脚尖，感觉脚尖有一股力量拉动，让左腿慢慢向上抬高。脚趾画了一个弧形，慢慢向上，直到左腿和地面垂直（如图一所示）。在抬腿的过程中，也许不能一次吸气就做到标准状态，我们可以多配合几次呼吸，在呼吸时略放松，在吸气时画弧形上抬左腿。

步骤三：呼气，慢慢放下左腿，做右腿练习。两次完成之后，放开双手，腰背慢慢回落垫面，可接"炮弹式"放松。

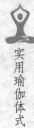
一百七十四、肩倒立式

步骤一：仰卧在垫子上，双手掌心向下放在体侧，头摆正。

步骤二：吸气，抬高双腿与地面成九十度。呼气，双手用力按压垫面，使臀部、腰部、背部离地，双腿向后伸展。如"犁式"。

步骤三：双手快速抬起，托住后腰，手肘向内夹紧。

步骤四：吸气，弯曲双膝，膝盖放在前额上，此时，双手用力推动后腰，使后背、臀部有一个向上伸展的力量。

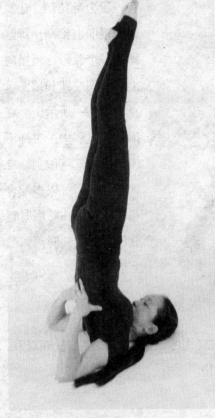

步骤五：呼气，略微放松，再次吸气时，双腿并拢慢慢向上伸展，有控制地让双腿缓缓打直，与地面垂直（如图一所示）。整个过程中，呼吸平顺，力量可控，刚开始腿无法打直或无法和地面保持垂直都是正常现象，随着练习的深入，自会完成。

步骤六：呼气，屈膝，大腿贴胸腹部，慢慢松开双腿，脊柱落地，双腿回归垫面，平卧放松。

（图一）

一百七十五、膝碰头肩倒立式

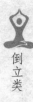

步骤一：此体式在"肩倒立式"的基础上完成。

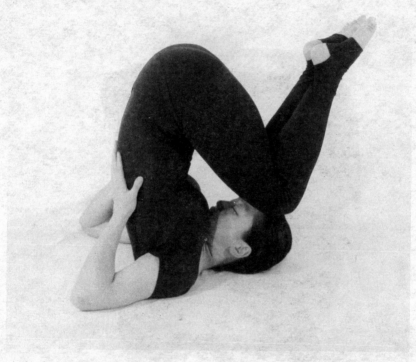

（图一）

步骤二：慢慢弯曲双膝，吸气时延伸脊柱，后背切不可向后拱，缓缓地下落膝盖，使膝盖落在前额上，小腿并拢，脚尖向上延伸（如图一所示）。

步骤三：在保持此体式的过程中，调整呼吸平顺自然，呼气时，肩胛骨和两手臂气息下沉，使脊柱得到一个向上伸展的力度，因此练习此体式时，不应感觉肩颈受压和身体蜷曲。应该不断寻找舒展的感觉。

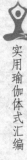

一百七十六、全莲花肩倒立

步骤一：此体式在"肩倒立"的基础上完成。

步骤二：在完成"肩倒立"以后，保持"肩倒立"的用力状态，慢慢完成"全莲花"盘腿。

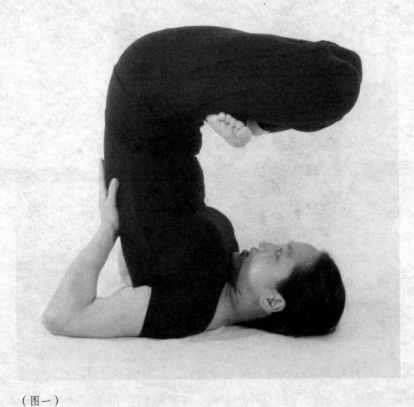

（图一）

步骤三：吸气，脊柱延伸，两脚用力回勾，使大腿肌肉收紧，"全莲花"与地面平行（如图一所示）。

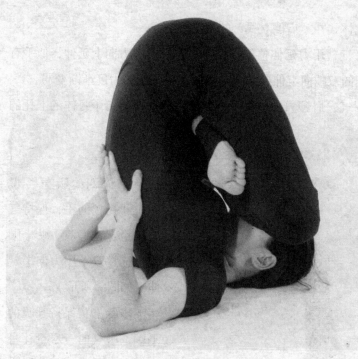

（图二）

步骤四：呼气时，核心力度内收，使双腿贴紧胸腹部（如图二所示）。

步骤五：在保持体式的过程中，吸气，双手用力上托，使脊柱向上延伸，呼气时，"全莲花"更充分地下沉贴实胸腹部。

步骤六：呼气，解开"全莲花"盘腿，松开双手，回仰卧。

一百七十七、无支撑肩倒立式

步骤一：此体式在"肩倒立式"的基础上完成。

步骤二：吸气，用力延伸整条脊柱，感觉双脚用力向上延伸，似乎有一双手提着我们的双腿向上伸展。此时感觉双手托腰的力度渐渐变弱。

步骤三：呼气，肩颈力度向下沉，目的是得到地面给予身体的上托的力度。

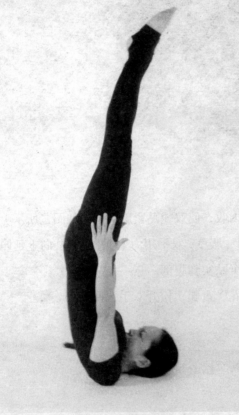

（图一）

步骤四：吸气，慢慢松开托腰的手，保持气息的稳定，将双手贴于腰侧，感觉双手用力向上延伸（如图一所示）。

步骤五：保持呼吸的平顺，吸气时，尽量让身体延伸向上，呼气时略微放松，再次吸气时继续延伸。

步骤六：呼气，双手回到腰部，托住后腰，慢慢屈膝，放开双手，身体慢慢回落。

一百七十八、孔雀起舞式

步骤一：跪坐在垫子上，吸气延伸脊柱，呼气，身体向前折叠，让双手和小臂落地。双手分开与肩同宽，两小臂相互平行，手肘内夹。

步骤二：吸气，脊柱延伸，呼气，肩胛骨后旋下沉，力量托送到两小臂和双手掌上。

步骤三：回勾双脚，脚尖着地，吸气，蹬直膝盖，用脚尖的力量慢慢向前走，直到上半身和地面垂直。

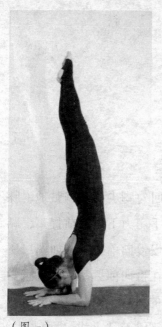
（图一）

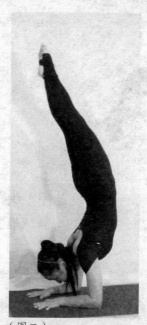
（图二）

步骤四：呼气，两手臂力量下沉，吸气，一条腿向上摆起，同时另一条腿跟着上摆，两腿在空中并拢（如图一所示）。刚开始如果觉得困难，可将双腿略微后摆（如图二所示）。随着练习的深入，将腹部力度回收，使整个身体在同一平面与地面垂直。

步骤五：呼气，落下双腿。此体式可靠墙练习，确保安全。

一百七十九、下巴倒立

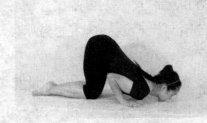

步骤一：首先成四角板凳状。吸气，延伸脊柱，呼气，弯曲手肘，手臂内夹，身体向前送，让下巴落地（如图一所示）。

步骤二：吸气，伸展腰背，呼气时，双肩后旋下沉，感觉力量通过手臂送到手掌，同时大臂内夹的力量进一步增强。

（图一）

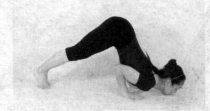

（图二）

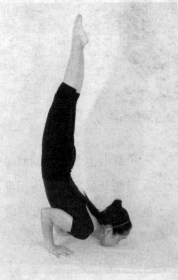

步骤三：回勾脚尖，双脚蹬地，膝盖离地。在双手用力下压的前提下，踮起双脚，脚尖慢慢向前挪动（如图二所示）。当无法在再向前挪动，并且感觉两脚重量变轻的时候，吸气，一条腿向上摆，另一条腿跟着向上并拢，绷直脚尖，将身体力度向上延长（如图三所示）。

步骤四：在保持体式的过程中，通过吸气，不断延伸腰背和双腿，通过呼气，不断为身体提供力量。

（图三）

步骤五：呼气，双腿依次回落，"婴儿式"放松。

一百八十、手倒立式

步骤一：此体式从"下犬式"开始。双手压实垫面，虎口贴地，五指大张开，肘窝相对，启动手臂肌肉力量。

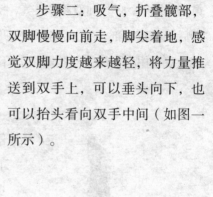

步骤二：吸气，折叠髋部，双脚慢慢向前走，脚尖着地，感觉双脚力度越来越轻，将力量推送到双手上，可以垂头向下，也可以抬头看向双手中间（如图一所示）。

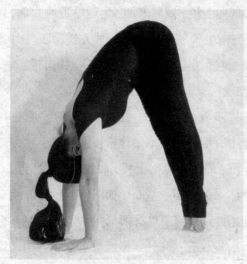

（图一）

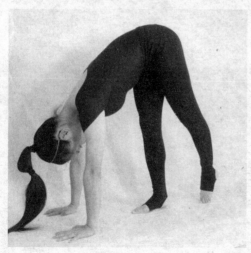

（图二）

261

步骤三：有三种进入"手倒立式"的方法。第一种最简单：当脚尖向前走到最大极限时，吸气，一条腿向上摆，另一条腿跟着向上（如图二所示）。使双腿在空中并拢，呼气，双手下压，吸气，脊柱气息上托送到腰部、臀部和双腿，使脚尖向上，整个身体拉长上送。第二种方法：当向前走到最大极限时，呼气屈双膝，吸气，髋部向上提，双腿弯曲，大腿贴近胸腹部，脚后跟贴近臀部，有控制地慢慢吸气向上伸展双腿。第三种方法：吸气时感觉双手用力下压，双腿略微分开，慢慢地向上抬高，双腿在空中合拢。

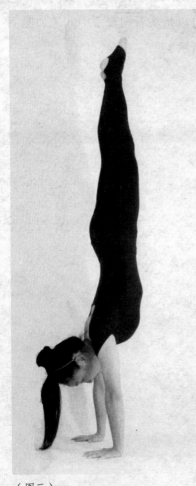

步骤四：在"手倒立式"的控制过程中，尽量注意不要耸肩，感觉双手用力下沉，脊柱力度向上托，收腹，骨盆摆正，身体保持在同一平面（如图三所示）。刚开始此动作可靠墙练习。

步骤五：呼气，慢慢放下双腿。

（图三）

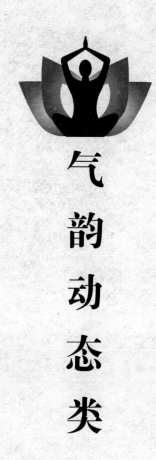

气韵动态类

一百八十一、猫式

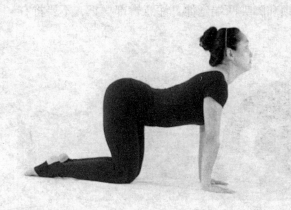

步骤一：首先成四角板凳状，吸气，翘臀，舒展整条脊柱，双肩下沉，抬头眼看上方。

（图一）

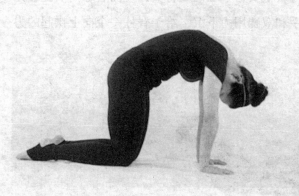

步骤二：呼气低头，下颚贴锁骨窝，含胸弓背，推高背部，眼看肚脐，让脊柱像拱桥一样高高拱起。

（图二）

步骤三：配合呼吸节奏，吸气时整条脊柱慢慢向下沉，呼气时低头使整条脊柱向上隆起，在整个练习过程中，不仅仅是腰在进行运动，而是随着吸气脊柱一节一节地向下沉，最终让整条脊柱向下呈弧形展开，气息顺着脊柱、头顶向上送，呼气时则是让脊柱一节一节地拱起来，从颈部开始，脊柱一节一节上拱。因此在练习猫伸展式时，一定要感觉脊柱的每一节椎体都参与进运动中。

一百八十二、虎式抬腿提膝

步骤一：首先成四角板凳状，以伸展右腿为例。吸气，脊柱延伸，将右腿向后向上抬高，感觉头顶和脚尖两端延伸，注意臀部摆正，不要将右臀向上翻转，不要塌腰。

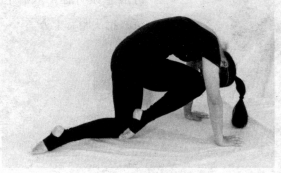

（图一）

步骤二：呼气，含胸弓背低头，下颚贴锁骨窝，弯曲右膝向前提，让右膝盖触碰前额。感觉双手和双腿用力下沉，给予脊柱一个向上拱起的力量（如图一所示）。

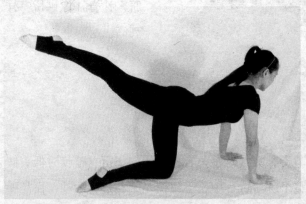

（图二）

步骤三：吸气，抬头，延伸脊柱，右腿向后向上抬高，肩胛骨后旋下沉（如图二所示）。以此配合呼吸重复。

步骤四：呼气，落下右腿，换反方向练习。

一百八十三、动态勇士一式

步骤一：从"下犬式"开始，以收右腿向前为例。吸气，右腿向前收，右脚踩在双手中间，左脚五根脚趾在后方用力蹬地。

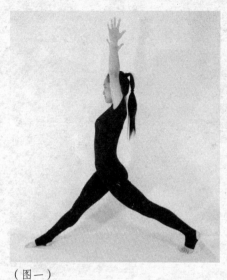

步骤二：吸气，蹬直右腿直立起身，保持骨盆摆正，下腹正朝前方。左脚在后方用力蹬地，膝盖骨向上提，大腿肌肉收紧。呼气，肩胛骨后旋下沉，力量透过两条手臂到达手掌心，五根手指用力大张开，掌心相对（如图一所示）。

（图一）

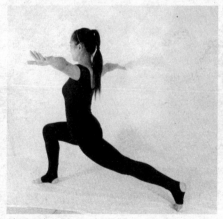

步骤三：吸气，双手从前方向上举过头顶。呼气，曲右膝，让右大腿和地面平行，平举双臂。此时重心在双脚中间（如图二所示）。

（图二）

步骤四：吸气，蹬直右腿，直立起身，双手再次举过头顶，掌心相对。保持身体的平衡，配合呼吸，进行多次重复，在重复的过程中双脚用力均匀，骨盆始终保持中立。

步骤五：呼气，双手落回右脚两旁，退右腿到"下犬"，换左腿练习。

一百八十四、双腿前屈伸展跳跃至平板

步骤一：首先做到"双脚前屈伸展式"，吸气延伸脊柱，呼气时，弯曲双膝，同时双肩下沉，使双臂充满力量。

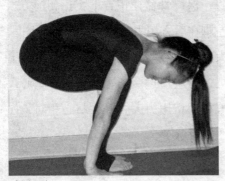

（图一）

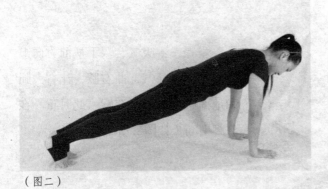

（图二）

步骤二：吸气，髋部向上提，同时双脚发力向下蹬地，身体向上跳高。呼气，双腿向后伸直，脚尖着地，成"平板式"。在跳跃的过程中，主要是将髋部向上提，而不是将腿向后摆，先找到身体轻盈上跃的力量，再将双腿轻轻向后落地（过程为图一至图二）。

268

一百八十五、平板跳跃至双腿前屈伸展式

步骤一：首先成"平板式"。呼气，弯曲双膝，上半身力度下沉，双手向前伸展，并将五指大张开，感觉双臂蓄积力量，随时都可以撑起身体。

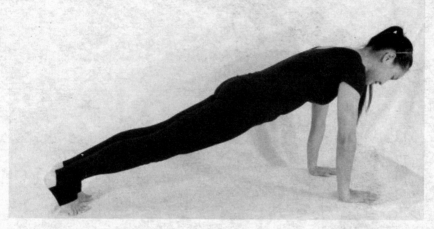

（图一）

步骤二：吸气，双腿蹬地，将髋部向上提起，双腿离地，同时将腹部力度上提，感觉两大腿贴近腹部，再将双腿向前伸展，让双脚落在双手中间。注意在跳跃的过程中，身体的力度并不是从后向前的，而是从下至上，使身体在空中呈一条弧线向前跃过（过程为图一至图二）。

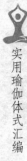
一百八十六、平板式跳至金刚坐姿

步骤一：首先成"平板式"。呼气，弯曲双膝，上半身力度下沉，双手向前伸展，并将五指大张开，感觉双臂蓄积力量，随时都可以撑起身体。

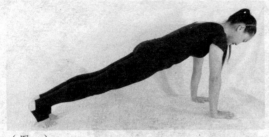

（图一）

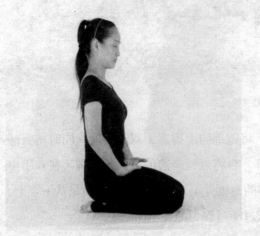

（图二）

步骤二：吸气，双腿蹬地，将髋部向上提起，双腿离地，在空中双腿弯曲成跪坐姿态，两大腿贴近腹部，脚后跟贴近臀部。呼气时，尽量有控制地将双腿轻轻落在双手中间，落地的顺序应该是：脚背、小腿，最后是膝盖。注意在跳跃的过程中，身体的力度并不是从后向前的，而是从下至上，使身体在空中呈一条弧线向前跃过，并且尽量放慢向前跃过的速度（过程为图一至图二）。

注：此体式可用"下犬式"跳至"金刚坐姿"代替，可减小体式的难度。

270

一百八十七、平板式跳至交叉腿盘坐

步骤一：首先成"平板式"。呼气，弯曲双膝，上半身力度下沉，双手向前伸展，并将五指大张开，感觉双臂蓄积力量，随时都可以撑起身体。

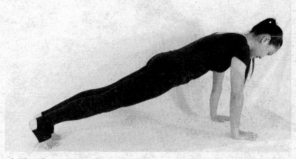

（图一）

步骤二：吸气，双腿蹬地，将髋部向上提起，双腿离地，双腿在空中交叉，成交叉腿盘坐，此时应注意哪条腿在下，哪条腿在上，第二遍练习时，应将两腿的上下顺序颠倒过来。尽量让双腿贴近腹部，臀部向上提，慢慢地将臀部落在双手中间，成交叉腿盘坐。注意在跳跃的过程中，身体的力度并不是从后向前的，而是从下至上，使身体在空中呈一条弧线向前跃过（动作过程为图一至图二）。

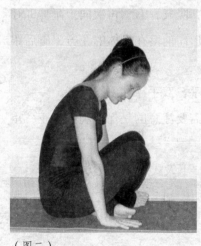

（图二）

注：此体式可用"下犬式"跳至交叉腿盘坐代替，可减小体式的难度。

271

一百八十八、斜支架拉腿转竖叉

步骤一：此体式在完成斜支架拉腿的基础上练习。

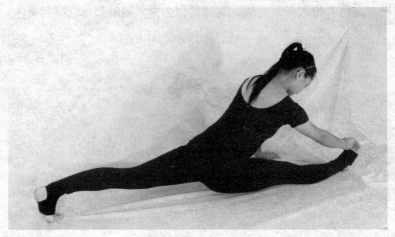

（图一）

步骤二：保持在斜支架拉腿的体式上，吸气，右腿再次向上延伸，呼气时，身体向左转，右脚在空中画一个弧形向前落在身体的左方，脚后跟着地（如图一所示）。

步骤三：吸气延伸脊柱，呼气松开右手，双手撑在右腿两旁，左膝、脚背着地。此时不一定让臀部完全落地，需要注意的是保持髋部摆正，重心平正。

步骤四：双手撑地，呼气退右腿回到"下犬式"，换反方向练习。

一百八十九、单腿下犬转平板内提膝

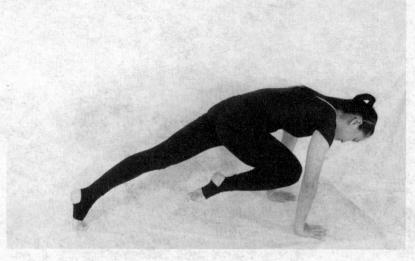

（图一）

步骤一：此体式从"单腿下犬"开始。以右腿为例。当完成"单腿下犬"以后，吸气，将重心向前移动，臀部下沉，让身体保持在一个近乎平板的位置，同时，弯曲右膝向前收，让右大腿尽量贴靠胸腹部。呼气，双肩后旋下沉，使双臂更有力度撑起身体。左脚在后方用力蹬地，让气息顺着腿部和脊柱，送到头顶（如图一所示）。此时注意，不能塌腰。

步骤二：吸气抬头，延伸脊柱，再次呼气时，双手用力下压，将臀部向上推高，右腿顺势向后，退回到"单腿下犬式"。

步骤三：重复几次以后，呼气落下右腿，换左腿练习。

一百九十、单腿下犬转平板侧提膝

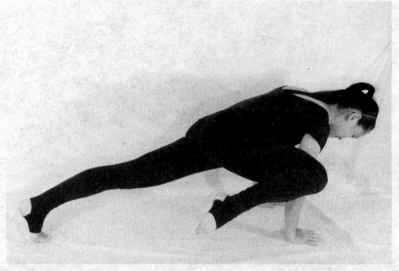

（图一）

步骤一：此体式从"单腿下犬"开始。以右腿为例。当完成"单腿下犬"以后，吸气，将重心向前移动，臀部下沉，让身体保持在一个近乎平板的位置，同时，弯曲右膝向前收，让右膝盖触碰右大臂外侧。呼气，双肩后旋下沉，使双臂更有力度撑起身体。左脚在后方用力蹬地，让气息顺着腿部和脊柱，送到头顶（如图一所示）。此时注意，不能塌腰。

步骤二：吸气抬头，延伸脊柱，再次呼气时，双手用力下压，将臀部向上推高，右腿顺势向后，退回到"单腿下犬式"。

步骤三：重复几次以后，呼气落下右腿，换左腿练习。

一百九十一、单腿下犬穿越至竖叉

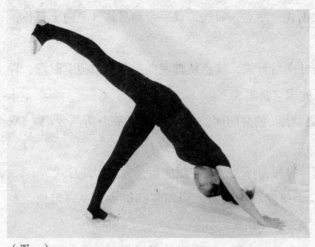

（图一）

步骤一：此体式从"单腿下犬式"开始。以右腿为例（如图一所示）。

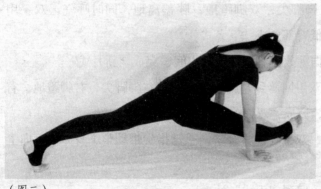

（图二）

步骤二：吸气，将右腿力度略微向上延伸，呼气，右腿从双手中间穿过，向前延伸，脚后跟落地（如图二所示）。保持双手撑地的状态，后方左腿不要落地，吸气抬头，呼气，臀部向下沉。

步骤三：吸气，右腿向回收，回到"下犬式"。换左腿练习。在刚开始做竖叉穿越时，也许腿无法顺利地穿过双手中间，可在吸气时，尽量将髋部向上提，增加身体与地面的距离，为向前穿越的腿提供更大的空间。

一百九十二、传统拜日式（具体体式请参照书中讲解）

步骤一：首先成"山式"站立，吸气，双手带动身体气息向上延长，手到头顶合掌。

步骤二：呼气，脊柱向后舒展，气息从脚底向上送至双腿、髋部、脊柱直到头顶和手指尖。完成"祈阳式"。

步骤三：呼气，折叠髋部，俯身向前、向下，双手放在双脚两旁，做"双腿前曲伸展一式"。

步骤四：吸气，延伸脊柱，呼气，退左腿向后，完成"新月式"。

步骤五：呼气，双手落回右脚两旁，回勾左脚脚尖，左脚蹬地，左膝离地，向后退右腿，完成"平板式"。

步骤六：呼气，弯曲手肘，大臂内夹，身体慢慢落在垫子上。

步骤七：吸气，双手用力推起上半身，完成"蛇伸展式"。

步骤八：回勾双脚脚尖，双脚蹬地，膝盖离地，同时呼气，双手用力推地，抬高臀部压低背部，成"下犬式"。

步骤九：吸气，向前收左脚放在双手中间，完成"新月式"。

步骤十：呼气，双手回落到左脚两旁，回勾右脚脚尖，右脚蹬地，右腿向前收和左腿并拢，完成"双腿前曲伸展一式"。

步骤十一：吸气，双手在前方合掌，感觉指尖带动整个身体气息向上舒展，直立回正。

步骤十二：呼气，回到"山式"站立。

一百九十三、能量拜日式Ａ组（具体体式请参照书中讲解）

步骤一：首先成"山式"站立。吸气，双手带动身体气息向上延长，手到头顶合掌。

步骤二：呼气，折叠髋部，俯身向前、向下，双手放在双脚两旁，运用手推地的力量让腹部、胸部和面部依次贴靠双腿。

步骤三：吸气，延伸脊柱。呼气，双腿并拢向后跳至平板。此处的动作要领请参照双腿前屈伸展跳跃至平板。弯曲手肘，大臂内夹，俯身向下让身体保持在同一个平面上与地面平行。

步骤四：吸气，推起上半身，滚动脚尖，完成"上犬式"。

步骤五：呼气，推高臀部，压低背部，完成"下犬式"。

步骤六：吸气，双腿蹬地向前跳跃，让双脚落在双手中间。同时脊柱向前舒展。

步骤七：呼气，折叠髋部俯身向下。

步骤八：吸气，双手自体侧抬高，带动上半身直立回正，双手在头顶合掌。

步骤九：呼气，回到"山式"站立。

一百九十四、能量拜日式B组（具体体式请参照书中讲解）

步骤一：首先成"山式"站立。吸气，延伸脊柱，呼气屈膝，指尖点地，再次吸气时，直立上半身，完成"幻椅式"。此处动作要领请参照"幻椅式"。

步骤二：呼气，折叠髋部俯身向下，让腹部、胸部和面部依次贴靠双腿。

步骤三：吸气，延伸脊柱。

步骤四：呼气，双腿并拢向后跳至平板。此处的动作要领请参照双腿前屈伸展跳跃至平板。弯曲手肘，大臂内夹，俯身向下，让身体保持在同一个平面上与地面平行。

步骤五：吸气，推起上半身，滚动脚尖，完成"上犬式"。

步骤六：呼气，推高臀部，压低背部，完成"下犬式"。

步骤七：吸气，收右腿向前放在双手中间，同时，双手掌心相对，指尖带动上半身直立，完成"简易勇士一式"。

步骤八：呼气，俯身向前向下，双手落回右脚两旁，退右腿到平板。大臂内夹，俯身向下，让身体保持在同一个平面上与地面平行。

步骤九：吸气，推起上半身，滚动脚尖，完成"上犬式"。

步骤十：呼气，推高臀部，压低背部，完成"下犬式"。

步骤十一：吸气，收左腿向前，放在双手中间，同时，双手掌心相对，指尖带动上半身直立，完成左侧的"简易勇士一式"。

步骤十二：呼气，俯身向前向下，双手落回右脚两旁，退右腿到平板。大臂内夹，俯身向下，让身体保持在同一个平面上与地面平行。

步骤十三：吸气，推起上半身，滚动脚尖，完成"上犬式"。

步骤十四：呼气，推高臀部，压低背部，完成"下犬式"。

步骤十五：吸气，双腿蹬地向前跳跃，让双脚落在双手中间。同时脊柱向前舒展。

步骤十六：呼气，折叠髋部俯身向下。

步骤十七：吸气，弯曲双膝，直立上半身，完成"幻椅式"。

步骤十八：呼气，回到"山式"站立。

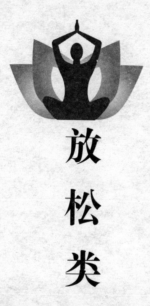

放

松

类

一百九十五、炮弹式

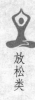
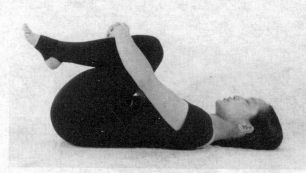

（图一）

步骤一：仰卧在垫子上，全身气息放松。

步骤二：吸气，弯曲双膝，双手抱住两小腿（如图一所示）。

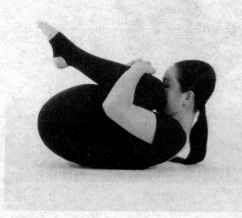

（图二）

步骤三：呼气，双手用力，将双腿向下按压，同时卷曲上半身，使下颚贴锁骨窝，前额贴膝盖（如图二所示）。我们通常在这个位置保持几次呼吸，在吸气时，脊柱伸展，可以让前额略微离开膝盖，身体稍微放松，再次呼气时，继续（图二）的用力状态。

步骤四：呼气，上半身落地，松开双手，腿落地。

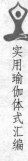
一百九十六、前后摇摆式

步骤一：此体式在"炮弹式"的基础上完成。如果感觉困难，也可以将抱两小腿的双手，变化为抱膝盖窝。

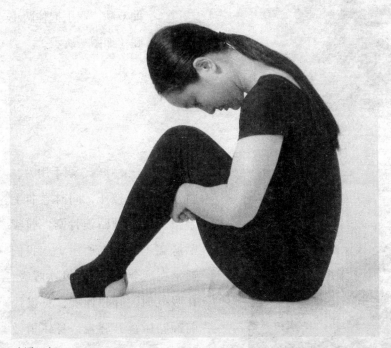

（图一）

步骤二：吸气，感觉小腿带动身体向前、向上延伸，双脚踩地，坐立起来（如图一所示）。

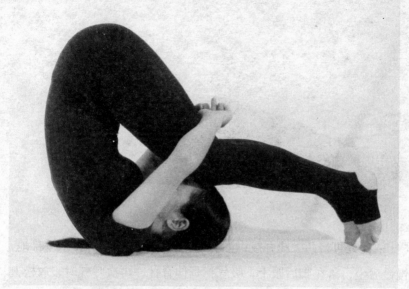

（图二）

步骤三：呼气，身体向后倒，注意向后的过程中，始终低头，下颚贴锁骨窝，以免后脑勺撞向地面。尽可能向后仰，感觉臀部向上提，让双脚落在头顶前端的地上（如图二所示）。

步骤四：重复第二和第三步骤，如果刚开始吸气时无法坐立或呼气后仰时双脚无法落地，都没关系，配合呼吸，不断重复，在摇摆的过程中，前后幅度自会增加。注意双手始终不要离开双腿。

一百九十七、婴儿式

步骤一：首先完成"四角板凳式"。

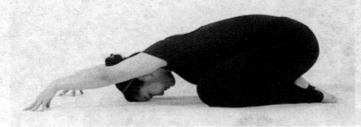

（图一）

步骤二：此处可将两大腿并拢，也可以分开与肩同宽。呼气，双手推地，让臀部慢慢后坐，落在脚后跟上。吸气，延伸脊柱，再次呼气时，放松上半身让前额点地（如图一所示）。如果臀部不能落在脚后跟上，可以重复吸气延伸、呼气手推地臀往后坐的过程，使臀部能慢慢地落在脚后跟上。

一百九十八、快乐婴儿式

步骤一：仰卧在垫子上，全身气息松弛，配合自然呼吸。

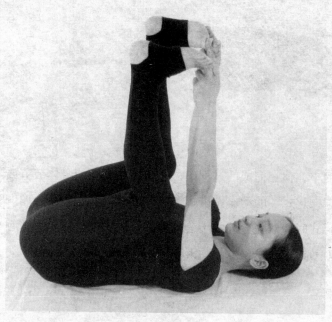

（图一）

步骤二：吸气，曲双膝，大腿去寻找胸腹部，双膝分开，双手从双腿中间穿过，分别握住两脚脚趾（如图一所示）。

步骤三：呼气完全放松，感觉腰部、背部、肩胛骨都落在垫子上。

步骤四：吸气，双腿向上伸展，但伸展的程度应该控制在没有疼痛感的舒适状态，所以双腿不一定要打直。在这个保持几次呼吸，去寻找上半身放松的状态，同时，因为脚对手臂产生一股拉伸的力量，所以我们能感觉到在上半身放松的前提下，双肩依然有伸展的感受。

步骤五：呼气，松开双手，慢慢回落双腿。

一百九十九、摊尸式

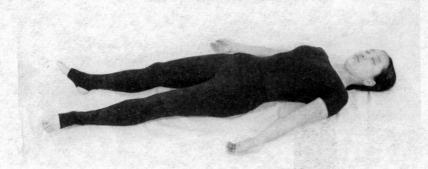

（图一）

　　此体式看起来简单，但在完成的过程中，必须配合呼吸使身体节节放松，在这里，只对"摊尸式"的动作做讲解，具体放松的状态应配合瑜伽休息术完成。做摊尸式时，双腿分开二十公分左右，脚尖向外，双手掌心向上摊放在体侧，双肩放松，头摆正，面朝天花板。闭上眼睛，放松呼吸（如图一所示）。

二百、吹气式放松

步骤一：仰卧在垫子上，双手举过头顶，感觉手和脚两端延伸。

步骤二：在吸气时，双手用力向上伸展，同时双脚用力向下延展，身体像一根橡皮筋一样绷得紧紧的。

步骤三：呼气时，用嘴呼气，快速放松身体，就像将橡皮筋弹回一样，让身体随着呼气，迅速松弛。

步骤四：可以配合呼吸，多重复几次。但要注意只可用鼻子吸气，用嘴呼气。

二百零一、直腿前后摇摆式

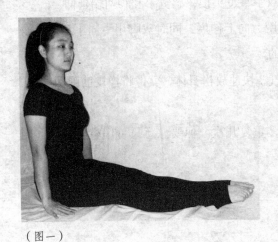

（图一）

步骤一：首先成"手杖式"坐姿。吸气延伸整条脊柱（如图一所示）。

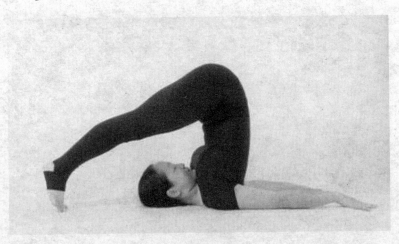

（图二）

步骤二：呼气时，身体快速向后倒，同时让双手用力推地，将双腿、臀部、腰部和背部离地，让双脚向后踩到头顶前端的垫子上（如图二所示）。

步骤三：随下一次吸气，双腿并拢用力下压，借由双腿下压的力量，将上半身直立起来，可多重复几次，放松整个腰部和背部。在练习过程中，注意下颚贴锁骨窝，以免碰撞到后脑勺。

二百零二、蜻蜓式

步骤一：双脚分开至自己舒适的程度，双腿放松。

步骤二：吸气，延伸脊柱。呼气，全身放松，脊柱自然拱起，双手在体前撑地。

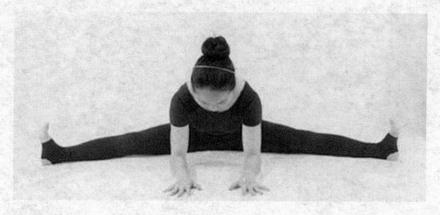

（图一）

步骤三：放松气息状态，让身体在最自然的状态下慢慢向地面下沉。感觉大腿根部、髋部和腹部全都松弛下压（如图一所示）。

步骤四：吸气时，双手用力推起身体。

图书在版编目（CIP）数据

实用瑜伽体式汇编 / 姜航著 . -- 北京：中国国际
广播出版社，2017.10
　ISBN 978-7-5078-4103-9

　Ⅰ. ①实… Ⅱ. ①姜… Ⅲ. ①瑜伽—基本知识 Ⅳ.
① R793.51

中国版本图书馆 CIP 数据核字 (2017) 第 240381 号

实用瑜伽体式汇编

著　　者	姜　航
责任编辑	郭　广
装帧设计	文豪社
责任校对	陈丽维

出版发行	**中国国际广播出版社**［010-83139469 010-83139489（传真）］
社　　址	北京市西城区天宁寺前街 2 号北院 A 座一层
	邮编：**100055**
网　　址	**www.chirp.com.cn**
	新华书店
	印刷有限公司
开　　本	710 × 1000
字　　数	275 千字
印　　张	19.25
版　　次	2018 年 1 月 第 1 版
印　　次	2018 年 1 月 第 1 次印刷
定　　价	50.00 元